Heidi Jörg

Der Schmerzkörper und unsere Ahnen

Heidi Jörg

Der Schmerzkörper und unsere Ahnen

Familienbande und karmische Beziehungen

Kollektive Traumata heilen und gesunde Beziehungen aufbauen

Aquamarin Verlag

Deutsche Originalausgabe:
1. Auflage 2024

www.aquamarin-verlag.de

Umschlaggestaltung: Annette Wagner

Druck: CPI • Birkach

ISBN 978-3-89427-941-7

Inhalt

Einleitung

Das Thema »Schmerzkörper« ist überaus komplex, und die Auswirkungen auf den Menschen sind umfassend und tiefgreifend. Sie manifestieren sich im physischen Körper genauso wie in den feinstofflichen Körpern. Der Schmerzkörper beeinflusst nicht nur jeden Bereich des Lebens, er prägt auch, wie wir mit anderen Menschen, aber auch mit uns selbst umgehen. Er durchdringt jede Facette des Lebens. Auf den ersten Blick wirkt dies schockierend, doch könnte es sein, dass das Dasein an sich tatsächlich voller Dramatik ist? Oder zeigt sich diese Intensität nur, solange wir in einem Körper leben? Was ist der Sinn dahinter?

Der Mensch ist auf Erden, das heißt, er inkarniert, weil sich die Seele und damit die gesamte »Seelenfamilie« weiterentwickeln will. Die meisten Menschen entwickeln sich erst dann, wenn ihnen Widerstände, Probleme oder gar Leiden auf ihrem Lebensweg begegnen. Das liegt in der Natur des Menschen, und es ist sinnlos, sich oder andere dafür zu verurteilen. Es ist nie zu spät, sich mit den eigenen Verstrickungen, Prägungen und Konditionierungen zu befassen. Mit der dazu notwendigen Distanz und der Gabe der Beobachtung ist das eine interessante Reise zu sich selbst. Oder anders gesagt: eine Reise zum Mittelpunkt des Selbst. Auf dieser Reise begegnen wir unseren eigenen Schatten, unserem inneren Schmerz, doch genauso auch unserer inneren Kraft und unseren Potenzialen. Wer sich darauf einlässt, wird erkennen, dass Freude die Polarität der Traurigkeit ist, dass hinter der Wut die Sehnsucht nach Liebe steht und auf der anderen Seite des Lebens der Tod wartet, und dass der Vertrag, die Inkarnationsabsicht, nur durch beide Polaritäten erfüllt werden kann.

Ein Ziel unseres Lebens ist es, eine Balance zwischen diesen beiden Polaritäten zu finden, seine innere Kraft zu entdecken und das eigene innere Potenzial zu erkennen und zu entfalten, um wahres Glück zu finden. Nur wer beide Polaritäten anerkennt, findet das Glück in sich selbst, in seiner Seele, in dem, was er ist.

Die meisten Menschen sind ständig auf der Suche nach Personen oder Umständen, die ihnen helfen können, das, was in ihrem Leben nicht passt, zu entfernen. Doch das funktioniert nicht, weil wir selbst die Ursachen für unser Leben, unsere Stolpersteine und Widerstände geschaffen haben. Erst wenn wir in der Lage sind zu begreifen, dass wir selbst Schöpfer unseres Lebens und der herrschenden Umstände sind, werden wir für uns selbst eine Lösung finden und damit umgehen können. Wir haben die Ursache für unsere Inkarnation selbst hervorgebracht, nur haben wir das im Moment der erneuten Inkarnation vergessen. Manchmal gibt es in den ersten Lebensjahren Erinnerungen daran, doch als Erwachsene sind uns die Türen dazu meist verschlossen. Es geht nicht darum, etwas zu beseitigen, sondern anzuerkennen, was ist, und dies als Bestandteil unseres Selbst zu integrieren. Dies ist ein Teil unserer Reise zwischen Geburt und Tod.

Diese Erkenntnis kann dazu führen, sein eigenes Leben in einem größeren Zusammenhang zu betrachten. Vielleicht gelingt es, aus der Opferrolle auszusteigen und das zu tun, weshalb wir als Individuum auf der Erde inkarniert sind – die Verantwortung für selbst geschaffene Schöpfungen und Miss-Schöpfungen zu übernehmen und die eigenen dunklen Anteile in sich zu integrieren. Lernen, sich zu verzeihen, was in Unwissenheit (Unbewusstheit) getan wurde, denn es geht niemals darum zu bewerten, sondern zu akzeptieren, was ist. Und zwar wertfrei zu akzeptieren und zu integrieren.

Dieses Buch soll eine Ergänzung zu meinem ersten Buch »Der Schmerzkörper« sein und helfen, die Zusammenhänge des Schmerzkörpers noch besser zu verstehen. Wenn es die eigene Herkunft und die Familie betrifft, sind die Programme tiefer, stärker und anhaltender verankert, was das Erkennen dieser Muster schwieriger macht. Aber gerade die Erkenntnis, wie stark unsere Familienbande uns geprägt haben und inwieweit unser Leben davon beeinflusst wurde, kann heilsam und befreiend sein. Es lohnt sich in jedem Fall, einen Blick in diese Abgründe zu werfen und den Abstieg dahin in Angriff zu nehmen; denn in diesem Bereich sind die Abgründe tief und schmerzhaft und manchmal nicht leicht zu bewältigen.

Eine der wohl größten Ängste ist die Furcht, die Zugehörigkeit zu einem »Verbund«, dem der Familie, zu verlieren. Diese Angst lässt uns einiges ertragen, denn die Sorge, plötzlich allein zu sein, ausgestoßen und sich nicht mehr zugehörig zu fühlen, sitzt tief in uns und tut weh. Aber die Anpassung an ein Familiensystem kann dazu führen, dass die eigene Identität aufgegeben wird, wir unsere Ecken und Kanten verlieren und in der Folge nicht mehr authentisch durchs Leben gehen. Irgendwann, im späteren Alter, wenn man sich damit auseinandersetzt, wird man erkennen, wie viele Schmerzen und Blockierungen aus dem Schmerzkörper der Ahnen kommen.

Mein eigener Weg hat mich durch ein tiefes Labyrinth der Familienthemen geführt, bevor ich erkennen konnte, was zu meinem eigenen Schmerzkörper gehört und welche Anteile zu dem meiner Ahnen. Dieser Teil wird in deinen eigenen Schmerzkörper integriert und vermischt sich mit ihm zu einem größeren Schmerzkörper. Mein Weg begann mit der Geburt meines Sohnes vor fünfunddreißig Jahren und hat mich durch die tiefsten Abgründe, in Berührung mit viel Schmerz und Trauer, aber auch zu viel Licht und Liebe geführt. Es war anstrengend, es gab Phasen der Verbitterung, der Trauer, der Frustration und der Wut. Ich bin viele Irrwege gegangen, aber auch wenn der Schmerz manchmal fast nicht mehr zu ertragen war, hat es sich am Ende gelohnt. Ich bin heute in der Lage, die Verstrickungen und Prägungen aus der Distanz zu betrachten, und sie haben wenig bis gar keinen Einfluss mehr auf meine Entscheidungen. Das fühlt sich sehr befreiend an und ich bin meinem Leben, meinen Erfahrungen dankbar, diesen Weg gegangen zu sein.

Es ist nicht notwendig, dass jeder diesen anstrengenden Weg gehen muss. Deshalb ist dieses Buch entstanden. Mit seiner Hilfe lassen sich die Zusammenhänge etwas einfacher und schneller erkennen. Wir müssen nicht alle die gleichen schmerzhaften und aufreibenden Erfahrungen durchleben. Wir alle sollten voneinander profitieren und lernen können, damit diese Arbeit einen kollektiven Nutzen bekommt.

Das System »Familie« unterliegt einem großen Wandel. Diese Veränderungen wurden durch Pluto im Steinbock (2008 bis 2024) noch verstärkt und nach und nach etabliert. Seit Januar 2024 befindet sich Pluto im Wassermann, und es ist an der Zeit, dass sich diese alten Strukturen aufweichen und auflösen dürfen, denn sie sind Teil eines natürlichen Prozesses. Dazu gehört auch die Art und Weise unserer Familienstrukturen und Familienwerte, so wie sie uns überliefert wurden, bis heute zum Teil gelebt werden und Teil unserer Erziehung sind.

Das Wassermann-Zeitalter wird neue Formen des Zusammenlebens und der Familienwerte aufzeigen. Wie diese Strukturen in Zukunft aussehen werden und welche Werte sich dadurch entwickeln, lässt sich heute noch nicht sagen. Mein Gefühl sagt mir, dass es völlig neu sein wird, etwas, das wir in dieser Art noch nicht kennengelernt haben und deshalb keine Erinnerung daran in unseren Zellen tragen.

Eines ist jedoch sicher: Damit sich etwas Neues etablieren kann, muss das Alte aufgelöst werden. Genau in dieser Phase stecken wir gerade. Es ist chaotisch geworden, die alten Strukturen zerfallen in allen Bereichen, bevor neue entstehen können. Dies führt bei vielen Menschen zu tiefgreifenden Ängsten. Das Bekannte und Bewährte verschwindet nach und nach, das Neue zeigt sich noch nicht. Es gibt keine Stabilität mehr. Vieles von dem, was uns vertraut ist, löst sich auf und verschwindet. Wir befinden uns quasi im freien Fall und wissen noch nicht, wie der Boden aussieht, auf den wir unsere Füße wieder aufsetzen. Dennoch gilt es nun, die uralten Verstrickungen und Verknüpfungen aufzulösen. Viele davon haben uns krank gemacht, eingeengt und unser Wachstum gestört. Die einzige Sicherheit findet jeder und jede nur in sich selbst, im Urvertrauen in die Schöpfungskraft und das Licht der Urquelle. Tief im Inneren wissen wir: Wir sind aufgehoben und geborgen.

Es wird Zeit, dass wir Altes loslassen. Alles, was unsere Verbindung zur Urquelle des Lichtes und der Liebe stört, muss aufgelöst werden, auch innerhalb der Familie oder unseres Stammes, genauso wie innerhalb von Länder- und Völkerfamilien. Sie sind überaltert und werden so, wie sie waren, in Zukunft nicht mehr funktionieren. Es wird Zeit, dass unser Verstand den Platz einnimmt, der ihm gebührt, nämlich als ein großartiges Instrument, etwas zu analysieren, Konzepte zu erdenken, mathematische Gleichungen zu lösen und Muster zu erkennen – jedoch nicht, um unsere Lebensentscheidungen zu treffen und unser Leben zu steuern.

1 | Wo ist der Ursprung?

An dieser Stelle findest du eine kurze Zusammenfassung über die feinstofflichen Körper. Wenn du mehr wissen möchtest, empfehle ich dir, mein erstes Buch zu lesen, sofern du das noch nicht gemacht hast. So kannst du noch tiefer in die Materie eintauchen. Der menschliche Verstand neigt dazu, oder besser gesagt, besitzt die Eigenart, sich erst einmal auf die Themen zu konzentrieren, die ihn interessieren und andere auszuklammern. Deshalb kann es gut sein, dass du in der Wiederholung nochmals andere Aspekte sehen und erkennen kannst, und dadurch eine andere Perspektive möglich sein wird.

Unsere inkarnierte Existenz fußt auf der Basis unseres Ätherkörpers, er ist unsere Blaupause für unser feinstoffliches Sein, aber auch für unseren Körper. Die Ätheressenz besteht aus geistig gesetzten Impulsen unserer Seele, um in eine neue Erfahrung einzutauchen. Diese Impulse erschaffen ein sogenanntes Elemental, dessen Aufgabe es wiederum ist, eine neue irdische Form für die kommende Inkarnation zu erzeugen. Diese enthält alle Informationen, gespeist durch das Bewusstsein einer Seele und der dazugehörigen Seelenfamilie. Diese Informationen enthalten Folgendes:

1. Inkarnationsbegehren oder Inkarnationsabsicht
2. karmische Verbindungen und die dazugehörigen fraktalen Linien und Muster

3. für diese Inkarnation benötigte Erinnerungen aus früheren Inkarnationen
4. unerlöster Schmerzkörper
5. Schablone »Bauplan« für unseren grobstofflichen Körper
6. Geschlechtlichkeit für diese Inkarnationen (weiblich oder männlich)
7. Ahnenlinie, deine Familie als dein Umfeld und deine Umgebung

Ich möchte hier etwas näher auf die einzelnen Begriffe eingehen, um sie zu vertiefen und dadurch ein besseres Verständnis zu ermöglichen.

Inkarnationsbegehren und Inkarnationsabsicht

Unser Inkarnationsbegehren beziehungsweise unsere Inkarnationsabsicht lässt sich am besten als innere Motivation der Seele umschreiben. Diese führt dazu, dass unsere Seele den Impuls für eine neue Inkarnation aussendet. Dieses Begehren steht im Einklang mit unserer Gruppenseele (Seelenfamilie) und der individuellen Absicht nach Wachstum, nach Bewusstseinserweiterung und dem Bewusstsein der Erde.

Es geht nicht darum, dass hier die Einzelheiten festgelegt werden im Sinne eines detaillierten Planes, sondern um die innere Ausrichtung. Eine Ausrichtung, die harmonisch zum inneren Wachstum verläuft. Dieses Inkarnationsbegehren ist im Grunde der wesentliche Schritt einer beginnenden Entstehung. Alles andere wird um dieses Begehren herum angeordnet und danach ausgerichtet, und zwar so, dass die Erfüllung unserer Inkarnationsabsicht möglich wird.

Viele Menschen möchten gerne wissen, welche Aufgabe sie im Leben haben. Ich glaube, das ist eine der häufigsten Fragen, die mir in meiner Arbeit begegnet. Dahinter steckt der Wunsch, die Bestätigung zu erhalten, auf der »richtigen Spur« zu sein und die entsprechende Lebensausrichtung zu verfolgen. Doch es ist der Verstand, der wissen möchte, wie die eigene Richtung aussieht, um durch dieses Wissen das Leben zu kontrollieren. Oft ist es reine Neugier, und in den meisten Fällen ändert es wenig, wenn du weißt, was deine Aufgabe in diesem Leben ist. Es ist eher das Gefühl, dass sich etwas verwandeln würde. Das Leben selbst bringt dich in die richtige Richtung, wenn du lernst, auf deinen Körper oder deine innere Autorität zu hören, und weniger auf deinen Verstand. Dein Geist, deine Seele richtet dich immer wieder neu aus, um dich in »deine Spur« zu bringen und auf deinen, für dich »passenden« Lebensweg zu kommen. Deine innere Ausrichtung bringt dich zu den adäquaten Erfahrungen, zu den für dich passenden Menschen und dadurch in deine »Richtung« oder »Spur«.

Die nächste Frage lautet dann häufig: Was muss ich mir unter meinem Schicksal vorstellen? Ich beantworte diese Frage gerne mit einem Bild: »Stelle dir einen Eisenbahnwaggon vor, der von A nach B fährt. Dieser Waggon fährt auf Schienen, auf einer Spur. Diese Spur ist festgelegt, denn das ist dein Weg, deine Ausrichtung. Dein Schicksal jedoch kann über verschiedene Varianten gelebt werden. Je nachdem, welche Entscheidungen du in deinem Leben triffst, ist es die eine oder die andere Variante. Das ist so ähnlich wie eine kleine Fliege, die in diesem fahrenden Eisenbahnwaggon umherfliegt. Sie hat ein Gefühl von Freiheit, ein Gefühl von viel Platz und Selbstbestimmung. Sie kann in das eine oder in das andere Abteil fliegen und fühlt sich frei. Der Eisenbahnwaggon ist weiterhin auf seiner Reise und fährt die Strecke von A (Geburt) nach B (Tod). Die Fliege ist sich dessen nicht bewusst, denn während der Fahrt hat sie ein Gefühl von Freiheit und Selbstbestimmung. Doch der Waggon fährt unbeirrt seinen Weg von A nach B. Wenn die Fliege in ein Fenster des Waggons fliegt, dann wird sie zurück in die Mitte geschleudert und wieder neu ausgerichtet. Das Bild der Fliege habe ich gewählt, um ein Größenverhältnis sichtbar zu machen. Diese Geschichte ist einfach eine Metapher für etwas, was nicht ganz so einfach zu erklären ist.

So ähnlich ist es bei uns Menschen. Wenn wir von unserem vorbestimmten Weg zu weit abkommen, greift oftmals in irgendeiner Form das Schicksal ein, um uns wieder in die richtige Spur zu bringen. Ich bezeichne dies als »Ohrfeige des Schicksals«, und ich denke, jeder von uns hat das in der einen oder anderen Form schon erlebt. Damit wird ein Moment des Innehaltens und des Neuausrichtens initiiert. Wir sind es nicht mehr gewohnt, achtsam zu sein, innezuhalten und uns neu auszurichten, ohne dass der Druck des Lebens, entstanden aus äußeren Umständen, es einfordern.

Das Leben ist vollgepackt mit Informationen und Eindrücken, die uns von morgens bis abends überfluten, sodass wenig Zeit bleibt, innezuhalten und sich neu zu justieren. Hinzu kommt der Druck der materiellen Existenz und die daraus folgenden Anforderungen. Irgendwann fordert der Körper seinen Tribut und schickt den Menschen in einen Burn-out. Meist gab es bereits im Vorfeld genug Anzeichen einer physischen oder psychischen Überlastung, doch wir sind es nicht mehr gewohnt, diese Vorboten zu deuten und mit unserem Körper achtsam umzugehen. Unsere Gesellschaft erwartet, dass wir funktionieren, und so leisten wir den Erwartungen Folge, weil wir es nicht anders kennen und schon als Kind dazu konditioniert worden sind. Jedenfalls ist das bei den meisten Menschen der Fall.

Selbstverständlich genießen wir ein hohes Maß an Freiheit und Selbstbestimmung, solange wir uns auf »unserer« Spur bewegen. Oder ist es doch ein Konzept und die Entscheidungsfreiheit ist nur eine Illusion? Ist es nur ein Entwurf, eine schöpferische Idee unseres Verstandes? Ich weiß es nicht, doch was ich weiß, ist, dass unser Leben nicht von unserem Verstand, sondern von Körper, Geist und Seele gesteuert sein sollte. Wie heißt es so schön: »Unser Kopf denkt, doch unser

Bauch lenkt.« Es gibt so viele schöne Redewendungen, die genau das bestätigen: »Liebe geht durch den Magen«, »Ich habe diesen Verlust bis heute nicht verdaut« oder »Schmetterlinge im Bauch haben«. Jeder kennt irgendeine Redewendung, die in die gleiche Richtung zielt. Entscheidungen werden im Bauch getroffen und gelangen erst dann an unser Hirn.

Die Anzahl der Nervenzellen in unserem Darm ist um vieles größer als die in unserem peripheren Nervensystem, das Informationen vom Körper zum Gehirn und zurück zum Körper leitet. Deswegen spricht die Wissenschaft in diesem Zusammenhang auch von unserem zweiten Gehirn. Über den Vagusnerv steht das Gehirn mit dem Darm in Kontakt. Das heißt, die Informationsübertragung geht vom Nervensystem des Darms hin zum Gehirn und nicht umgekehrt. Durch Stress und Umweltbelastung kann der Vagusnerv gestört werden, dadurch ist die Verbindung zwischen Hirn und Organen nicht mehr intakt. Der Mensch kommt in ein Ungleichgewicht. Dieser Bereich bekommt jedoch zunehmend mehr Bedeutung. Mit einer kohärenten Atmung*, mit der Aufmerksamkeit auf dein Herz, kannst du das Gleichgewicht deines Vagusnervs beeinflussen. Das hilft dir, Stress zu reduzieren. Oft sind es die einfachen Dinge, die dich wieder in den Fluss und in die Ruhe des Seins bringen können.

Diese Bauchentscheidungen basieren auf Emotionen, auf erlernten und konditionierten Erfahrungen. Das Nachdenken darüber erfolgt erst im nächsten Schritt. Was nicht heißt, dass es notwendig ist, immer wieder die gleichen Fehler zu machen, weil wir aus dem Bauch heraus entscheiden. Unser Bauch lernt aus den Erfahrungen und unser Verstand kann sehr hilfreich sein, Fehlentscheidungen zu erkennen, Konditionierungen bewusst zu machen und uns neu auszurich-

---

* Eine kohärente Atmung kann sein: drei Sekunden einatmen, drei Sekunden Atem anhalten und sechs Sekunden ausatmen.

ten. Es lohnt sich in jedem Fall, mehr Achtsamkeit zu entwickeln und die leise Stimme der Intuition wahrzunehmen, den Körper zu spüren und dadurch zu erkennen, wann der Körper und die Psyche überfordert sind und sich im Stressmodus befinden. Tritt dies ein, so ist die Stimme der Intuition meist nicht mehr hörbar, und an Achtsamkeit ist nicht mehr zu denken. Dazu kommt, dass manche unserer Entscheidungen auf der Basis des Schmerzkörpers getroffen werden. Auch dieser Aspekt sollte miteinbezogen werden. Durch das Klären und Auflösen des Schmerzkörpers tragen wir dazu bei, Entscheidungen zu treffen, die unserem wahren Selbst entsprechen.

Das Schicksal wirkt und spinnt Fäden, die sich verbinden und verknüpfen. Es kann zusammenbringen, was zusammengehört. Unser Schicksal erschafft die Möglichkeit, uns in der Spur zu halten oder durch Korrektur wieder darauf zurückzubringen. Schicksal ist etwas, worauf wir keinen Einfluss haben. Es ist das, was ich die »Erfüllung des Inkarnationsbegehrens« nenne. Die Erfüllung des Impulses der Seele, die zu einer neuen Inkarnation geführt hat.

Wie könnte solch ein Inkarnationsbegehren aussehen, das erfüllt, was unsere Seele in diesem Leben angehen und weiterentwickeln möchte? Natürlich kannst du das auch mit deiner Aufgabe gleichsetzen. Doch beinhaltet es beide Seiten einer Polarität, sodass du erfahren und lernen kannst. Dadurch entsteht ein Ausgleich, und deine Seele kann beide Anteile integrieren. Vielleicht gab es aber eine Inkarnation, in der du die eine Seite der Polarität bereits erfahren und gelebt hast und jetzt noch die Erfahrung der anderen Seite machst. Das kann dazu führen, dass du im Leben das Gefühl bekommst, nur die eine Seite einer Polarität zu erfahren. Warum habe gerade ich solch ein schweres Schicksal? Oder weshalb erfahre ich so viel Glück und Liebe im Leben? Doch das Leben selbst gibt dir alles mit auf deine Inkarnationsreise, damit du dein Schicksal meistern kannst. Es ist ein gut gefüllter Werkzeugkoffer, aber es braucht manchmal etwas Zeit, um zu lernen, damit umzugehen. Es gibt Zeiten, in denen wir vergessen, weil wir müde an Erfahrungen sind und uns nach Leichtigkeit und innerem Frieden sehnen.

Doch zurück zum Inkarnationsbegehren. Ich erinnere mich an ein Seminar vor mehr als 35 Jahren mit Penny McLean. Es ging um das Thema »Schicksal«. Ehrlich gesagt, war ich damals von der Thematik ein wenig überfordert. Aber an etwas erinnere mich noch, als ob es gestern gewesen wäre: Während des Seminars stellte Penny den Menschen bestimmte Fragen. Bei der Frage nach dem Geburtsbegehren wurde ich aufgerufen. Sie fragte mich nach meinen Wünschen für dieses Leben, und ich nannte zu diesem Zeitpunkt das übliche: eine großartige Beziehung, Kind, Haus und ein erfolgreiches und leichtes Leben. Sie schaute mich an und lächelte, dann fragte sie mich nochmals nach meinem Geburtsbegehren.

Für einen Moment stockte mir der Atem. Plötzlich spürte ich eine innere Leere und antwortete wie aus der Pistole geschossen: »Ich wäre gerne eine Künstlerin.« Etwas, worüber ich mir bis dahin absolut keine Gedanken gemacht hatte, denn dieser Platz war in meinem Familiensystem schon längst besetzt. Und doch ist mir dieser eine Satz hängen geblieben und ich habe ihn nie mehr vergessen, weil ich »wusste«, dass er wichtig und richtig war. Kein Wissen aus dem Verstand, sondern das Wissen, das aus dem Selbst kommt und dich tief im Inneren berührt und dein Herz erreicht.

Worum ging es in der Essenz? Um eine tiefe Sehnsucht, das auszudrücken, was ich in meinem Inneren wahrnehme. Das ist Kunst. Etwas sichtbar zu machen, um andere Menschen damit zu berühren und etwas in ihnen auszulösen. Im Grunde mache ich heute in meiner Arbeit nichts anderes. Ich unterstütze und führe Menschen in ihrer inneren Arbeit, damit sie in den Fluss des Lebens kommen und Hinderliches auflösen können, damit die Energien wieder in den Fluss kommen und die Liebe ihren Ausdruck finden darf. Das erfolgt in meiner ganz individuellen Art, genau wie bei einem Künstler. Daraufhin gab es immer wieder Phasen, in denen ich gemalt, geschnitzt oder Steine gehauen habe. Auch Schreiben ist eine Kunst. Etwas, das ich erst in den letzten Jahren für mich entdeckt habe.

> Es spielt keine Rolle, womit du dich beschäftigst oder dein Geld verdienst, solange du das, was du tust, mit Liebe und aus innerem Wollen heraus machst.

Es geht darum, dass du deine dir mitgegebenen Talente einsetzt und dein Potenzial ausschöpfst. Der Postbote, der seinen Kunden ein Lächeln ins Gesicht zaubert, nutzt sein Potenzial genauso wie der Ingenieur, der bahnbrechende Erfindungen macht. Jeder Mensch besitzt Talente und Potenziale. Für viele sind sie so selbstverständlich, dass sie sie gar nicht mehr bemerken oder bewusst wahrnehmen. Wenn ich meinen Klienten die Frage stelle, was sie denn gerne machen würden, haben die meisten Mühe, mir zu antworten. Sie wissen es nicht und hätten gerne eine Antwort von außen. Doch diese Frage kann jeder nur für sich selbst beantworten.

Es gibt verschiedene Formen der Persönlichkeitsanalyse, die dir vielleicht eine Richtung anzeigen können, doch nur du selbst kannst *wissen*, was deine Aufgabe oder eben dein Inkarnationsbegehren ist. Ein guter Hinweis, der dir zeigt, dass du in der richtigen Richtung unterwegs bist, ist, dass du das, was du machst, mit Freude tust und es dich bereichert – und zwar auf allen Ebenen. Die Energie dafür ist vorhanden und die Widerstände in deinem Leben sind reduziert. Du fühlst dich wohl und innerlich erfüllt, auch wenn nicht jeder Tag ein Erfolgserlebnis für dich bereithält.

Oft suchen wir in einem viel zu großen Rahmen und bewegen uns weg von unserem Selbst. Die meisten Menschen laufen dem Speziellen, dem Besonderen hinterher. Sie möchten sich wertvoll fühlen und anerkannt sein. Doch eine Mutter, die gerne mit ihren Kindern bastelt, kocht oder backt, ist genauso bedeutungsvoll, wie der Arzt, der Menschenleben rettet. Vielleicht hat dieser Arzt seinen Beruf gewählt, weil er eine Mutter hatte, die wunderbar mit ihm gebastelt hat und ihrem Sohn ein Verständnis für die Achtung vor dem Leben mitgeben konnte. Alles passt zusammen. Es gibt nichts, das wertvoller ist als das andere. Erst in der Ganzheit entsteht Wertigkeit, auch wenn diese nicht in jedem Detail zu sehen ist. Wir haben verlernt, das Gesamtbild zu sehen. Erinnere dich an das, was du als Kind gerne gemacht hast, oder überlege, was dich an anderen fasziniert. Oft ist dies ein Hinweis auf dein eigenes inneres Begehren.

Durch Unzufriedenheit wird viel Energie verschwendet, Talente und Potenziale werden übersehen. Der Schmerzkörper, die Konditionierungen aus dem Umfeld, die Prägungen aus der Kindheit und vieles mehr führen dazu, dass du den Zugang zu deinen Talenten, zu deinem Potenzial verloren hast. Eventuell hast du dich von dem, was als erfolgreich gilt oder auch nicht, viel zu sehr leiten lassen. Es spielt aber keine Rolle, solange du mit dem, was du tust, glücklich bist. Genau dahin will dich dein Geburtsbegehren bringen: Glücklich zu sein mit dem, was in deinem Leben ist. Wie heißt es so schön? Akzeptiere das, was du nicht ändern kannst, habe den Mut, das zu ändern, was du ändern kannst, und erkenne den Unterschied.

Karmische Verbindungen und Verstrickungen

Weitere Anteile, die wir bei der Entstehung unseres Ätherkörpers mitnehmen, sind karmische Verbindungen und Verstrickungen und damit die Ausrichtung auf das eigene Fraktal (Objekte, die eine ähnliche oder identische Struktur aufweisen) oder die fraktale Linie. Über karmische Verbindungen ist schon viel geschrieben und gesagt worden. Doch bevor du diesen karmischen Sog nicht mindestens einmal spüren und erfahren konntest, bleibt es für dich eine Theorie. Besonders deutlich werden diese karmischen Verstrickungen innerhalb der Familie und in unseren Beziehungen sichtbar. Vielleicht hast auch du schon einmal erlebt, wie du von einem Menschen in den Bann gezogen wurdest, ohne dir bewusst zu sein, was in diesem Moment passiert. Objektiv betrachtet zieht dich dieser Mensch weder körperlich noch äußerlich noch durch seine Verhaltensweise an. Trotzdem kommst du nicht daran vorbei, diesen Menschen näher kennenlernen zu wollen. Ja, es zieht dich mit ganzer Kraft zu ihm hin. Irgendetwas sagt dir, dass du mit offenen Augen ins Verderben rennst und doch kannst du dich dieser Wirkung nicht entziehen. Die meisten Leser werden wissen, wie das ausgeht.

Bei deiner Inkarnationsabsicht geht es darum, bestimmte Aufgaben im Leben zu erledigen. Also begegnest du den Menschen, die dir helfen, dir diese bewusst zu machen, damit du sie lösen kannst. Du hast in früheren Inkarnationen die Ursache dafür gelegt, und du bekommst jetzt nochmals die Gelegenheit, dich diesen Themen zu widmen. Vielleicht handelt es sich um getroffene Absprachen oder Verträge, die in früheren Inkarnationen gemacht wurden. Eventuell geht es um die Abmachung, sich wieder zu begegnen, um etwas auszugleichen und in Balance zu bringen, oder es bedarf eines Ausgleichs zwischen Täter und Opfer. Es gibt Versprechungen und Gelübde, es gibt Verfluchungen oder Verwünschungen und vieles mehr, die sich durch die verschiedensten Inkarnationen ziehen.

In der Begegnung mit diesen Seelen erinnert sich unser Unterbewusstsein, aber auch unsere Zellen und unser ganzes Sein daran. Das führt dazu, dass wir Menschen ablehnen und sie nicht mögen, ohne sie zu kennen, oder wir haben Schuldgefühle anderen gegenüber, obwohl es keinen nennbaren Grund dafür gibt. Genauso kann es eine unerklärliche Anziehungskraft zwischen zwei Menschen geben, ohne dass wir wissen, weshalb das so ist. Es ist einfach da. Diese unbewussten Kräfte sind stärker, als wir uns vorstellen können. Es ist ein regelrechter Sog zu einem bestimmten Menschen hin – oder von diesem weg.

Fraktale sind geometrische Muster oder Linien, die miteinander in Verbindung stehen und eine ähnliche Struktur besitzen. Auf unsere Inkarnation bezogen, handelt es sich bei fraktalen Linien um die Verbindung zwischen Seelen, die untereinander in Kontakt stehen. Das heißt, wir begegnen diesen Menschen in unserem Leben, weil wir miteinander in Verbindung stehen und ähnliche Strukturen aufweisen. Darüber lohnt es sich, einmal nachzudenken. Das, was uns begegnet, ist uns ähnlich, sei es in Form von integrierten Anteilen oder von solchen, die wir ablehnen. Das, was uns bewusst ist, erfahren wir als Vertrautheit, weil wir es kennen. Dies gibt uns das Gefühl der Kontrolle, und es löst Wohlbefinden aus. Alles, was wir nicht integriert haben, wird gerne abgelehnt und hat Angst zur Folge. Die Wahrscheinlichkeit ist groß, dass wir diese Gefühle bekämpfen, weil es ungewohnt ist. Das heißt, wir gehen in den Widerstand. Das kann Menschen, Verhaltensweisen und vieles mehr betreffen. Schon deshalb ist es interessant, sich mit den eigenen Widerständen auseinanderzusetzen, um zu erkennen, was oder wer diese Auflehnung in uns bewirkt.

Überhaupt sind Widerstände in unserem Körper, aber auch in unserem Verhalten, von großer Bedeutung. Sie sind ein guter Wegweiser zu unseren Schmerzkörperpunkten und zu dem, was unsere Aufmerksamkeit erfordert. Gegenwehr hat meist mit etwas zu tun, das wir aus dem tiefsten Unterbewusstsein heraus ablehnen. Sei es, weil es etwas in uns aktiviert (Schmerzkörper) oder sei es, weil wir Angst haben, diese Anteile anzuschauen und zu integrieren. In den Widerständen liegt somit auch das größte Heilungspotenzial – nicht zu vergleichen mit *gesunden* Ängsten, die uns davon abhalten, Schaden an Körper und Seele zu erleiden.

Erfahrungen aus früheren Inkarnationen

Dazu kommen bereits gemachte Erfahrungen und Erinnerungen aus früheren Inkarnationen. Erfahrungen von Erfolg oder Niederlage, von Verlassenwerden und Liebesentzug. Von Liebe erdrückt zu werden und dadurch keinen Raum für die eigene Entwicklung erhalten zu haben, kann genauso eine tief prägende Erfahrung sein. Auch Enttäuschungen, Vertrauensbrüche und Verrat und vieles mehr spielen in der Begegnung mit anderen Menschen eine entscheidende Rolle. Wir sind nicht mehr in der Lage, andere Menschen objektiv wahrzunehmen, das heißt, wir neigen überraschend schnell dazu, andere zu beurteilen. Unsere Beurteilungen erwachsen immer aus unserem Verstand, basierend auf unseren persönlichen Erfahrungen.

Unerlöster Schmerzkörper

All das ist als Information gespeichert und bildet die Summe unseres unerlösten Schmerzkörpers. Unsere Begegnungen und Beziehungen, auch unsere Entscheidungen werden maßgeblich davon geprägt. Es ist so, als würde vor unserer Wahrnehmung ein Filter liegen. Alles wird durch diesen Filter wahrgenommen. Unser Bauchhirn ist nicht in der Lage, objektive Eindrücke von einer Person oder einer Situation zu erhalten. Das, was du siehst, ist von deinem eigenen Filter geprägt. Es ist deine »Brille«, durch die du schaust, und sie ist gefärbt von deinen Erfahrungen und Erinnerungen.

Durch das Bewusstwerden deines Schmerzkörpers darf dein Brillenglas mit der Zeit klarer werden, und genau das zu klären, ist einer der Gründe, weshalb du inkarniert bist. Dieser Prozess der Klärung benötigt einige Zeit, denn der Schmerzkörper ist tief in unserem Sein und unseren Zellen verwurzelt und hat dich schon seit geraumer Zeit von deinem inneren Sein, deinem inneren Licht, abgetrennt.

Dein körperlicher Bauplan

Dein körperlicher Bauplan, deine Blaupause, ist bei der Inkarnation in deinem Ätherkörper enthalten. Dein Körper ist so, wie er geboren wird, absolut perfekt, auch wenn er vielleicht nicht den gesellschaftlichen Normen entspricht, die zum Zeitpunkt deiner Inkarnation vorherrschen. Ich kenne einige Eltern eines sogenannten »behinderten« Kindes und höre immer das Gleiche. Dieses besondere Kind ist ein Geschenk und hat Licht und Liebe in die Familie gebracht. Oft trägt ein besonderes Kind zur inneren Entwicklung der Eltern, aber auch seiner Geschwister und des ganzen Umfeldes bei.

Geschlechtlichkeit

In diesem Bauplan enthalten ist auch die Geschlechtlichkeit. Nicht die sexuelle Ausrichtung und die geschlechtliche Identität eines Menschen, sondern ob dieser Körper als weiblich oder männlich geboren wird. In den meisten Fällen inkarniert die Seele oder das inkarnierte Selbst bewusst in eine männliche oder weibliche Blaupause eines Körpers und kann sich mit diesem Körper identifizieren. Doch auch hier gibt es Ausnahmen. In den letzten Jahren ist eine Strömung sichtbar geworden, das eigene Geschlecht abzulehnen. Gerade in der Pubertät ist die Suche nach der eigenen Identität maßgeblich, jedoch nicht abschließend. Voreilige Geschlechtsumwandlungen in zu jungen Jahren können, meiner Meinung nach, verheerende Folgen haben. Gerade hier sind eine dafür qualifizierte Betreuung und Begleitung sehr wichtig, denn die voreilige Verabreichung von Hormonblockern kann fatal sein.

Eine weitere Ausnahme ist möglich, wenn das inkarnierte Selbst sich entschließt, diese Inkarnation frühzeitig abzubrechen, sei es noch vor oder kurz nach der Geburt dieses Menschen. Dazu habe ich eine spezielle Geschichte in meiner Praxis erlebt. Das inkarnierte Selbst wurde in den letzten Wochen der Schwangerschaft ausgetauscht, weil es sich erstens um optimale Umstände für eine Inkarnation handelte und das bereits vorhandene Material (Form des Körpers) nicht verschwendet werden sollte. Diese Information hat sich glasklar gezeigt und füllte in diesem Moment den ganzen Raum aus. Auf meine Frage danach erklärte mir die Klientin, dass ihr Mädchen bereits mit den ersten artikulierten Worten erklärte, dass sein Körper nicht richtig war und das mit absoluter Deutlichkeit. Die Klientin hatte einen intensiven Traum während der Schwangerschaft, die diesen Seelenwechsel bestätigte. Eine spezielle Geschichte, die zeigen kann, was möglich ist, auch wenn dies wohl eher eine Ausnahme darstellt.

Vielleicht bekommst du jetzt ein Gefühl dafür, wie komplex eine neue Inkarnation aufgebaut ist. Wie alles verwoben ist, wie ein Spinnennetz, das ineinander und miteinander verbunden ist. Jede Inkarnation ist in sich völlig perfekt und abgestimmt auf ein Ganzes. Eine Perfektion, die niemals von einem menschlichen Verstand ausgedacht und erfasst werden könnte.

Ahnenlinie und Familie

Zu einer neuen Inkarnation gehört noch ein weiterer Faktor, nämlich deine Ahnenlinie oder deine Familie, in die du inkarnierst. Die Familie besteht erst einmal aus deiner leiblichen Mutter und deinem leiblichen Vater, die ihr genetisches Material beisteuern. Jeder Elternteil gibt im »Normalfall« 23 Chromosomen weiter, auf denen das komplette genetische Material enthalten ist. Wir wissen heute, dass Embryonen, auch wenn sie im Reagenzglas gezeugt worden sind, das gesamte Erbgut in sich tragen und die Genetik in der Lage ist, Informationen über die körperliche Gestalt, aber auch über den Stoffwechsel eines Kindes zu erhalten. Doch wer trifft die Entscheidung, welche Embryonen bei gewünschter Mutterschaft eingesetzt werden? Welche Eigenschaften dieses Kind haben soll? Soll es blaue oder braune Augen, blonde oder rote Haare haben? Da muss ein sehr schmaler Grat zwischen Möglichkeiten, Ethik und Moral beschritten werden, genauso wie das auch bei anderen genetischen Veränderungen in der Natur, egal ob Pflanze oder Tier, ist. Meine persönliche Meinung dazu ist, dass der Mensch kein Recht hat, in natürliche Vorgänge einzugreifen.

Das Ego sucht sich seine Familie und die dazugehörige Ahnenreihe unter den Aspekten von optimalen Lernbedingungen für die zukünftige Inkarnation aus. Und das immer unter einem übergeordneten ganzheitlichen Gesichtspunkt, den wir mit unserem menschlichen Verstand nicht erfassen können. Dazu gehören die passende Umgebung und der damit verbundene kulturelle Hintergrund, die Anzahl der Geschwister und die Art und Weise der Fürsorge. Das ist mit optimalen Bedingungen gemeint, auch wenn wir das im Erleben nicht immer als optimal bezeichnen. Doch stets, wenn andere Individuen involviert sind, findet eine Veränderung statt. Diese kann dazu führen, dass sich diese Inkarnationsbedingungen entweder unterstützend positiv entwickeln oder aber erschwerend negativ.

Betrachten wir das mit unserem menschlichen Verstand, hört sich das erst einmal kompliziert an, und wir tun uns schwer, diesen komplexen Mechanismus zu begreifen. Es geht nicht darum zu versuchen, dir vorzustellen, wie alles verknüpft und verbunden ist, dafür ist unser Verstand nicht geschaffen. Doch dein Herz, deine Seele und genauso dein Körper spüren, oder können zumindest erahnen, wie komplex die Verbindungen sind. Sie »wissen«, dass es um nichts Geringeres geht als um das Wachstum deiner Seele, die Entwicklung deiner Liebe, den Respekt gegenüber der Natur und die Anerkennung der Größe unseres Universums mit allem, was darin enthalten ist.

2 | Die Familie

Die Familie besteht aus Vater, Mutter und möglichen Geschwistern – wenn wir einmal vom sogenannten »Normalfall« ausgehen. Das bedeutet, das Kind wird in eine Familie hineingeboren, hat demzufolge eine leibliche Mutter und einen leiblichen Vater. Vielleicht gibt es Geschwister, die zuvor geboren wurden, oder es ist ein Einzelkind. Zu einem späteren Zeitpunkt kommen eventuell noch weitere Kinder auf die Welt, und bei jedem Zuwachs verändert sich die Familienenergie von Neuem. Ein Einzelkind entwickelt sich anders als ein Kind, das Geschwister hat. Mit den Geschwistern kommen zu den Lernthemen des Kindes noch weitere Themen hinzu, die eine Auswirkung auf das gesamte Familienfeld haben. Trotzdem sind immer noch optimale Bedingungen für den Lernprozess des Individuums vorhanden, auch wenn diese sich durch weitere Kinder verändert haben, denn durch die Verbindung von Eltern und weiteren Kindern entsteht wieder ein völlig neues Energiefeld.

Jede Verbindung erschafft ein neues aurisches Feld. Was ist damit gemeint? Damit du es dir etwas leichter vorstellen kannst, hier ein einfaches Bild: Die Mutter hat ein blaues Energiefeld, der Vater ein gelbes, wenn sich jedoch beide zusammenstellen, gibt es ein neues, ein drittes Feld, das durchmischt ist von beiden Energien. Das würde dann hier in diesem Beispiel ein grünes Feld ergeben. Wenn das erste Kind auf die Welt kommt, geschieht wieder eine Veränderung. Mit jedem Individuum, das in die Familie gelangt, gibt es eine weitere Veränderung im Energiefeld, und es entstehen neue aurische Felder, die wiederum einen Einfluss auf sämtliche Menschen in dieser Familie haben.

Sobald viele Kinder in einer Familie sind, bilden Gruppen von Kindern wieder einzelne aurische Felder etc. Vielleicht bist du selbst in einer größeren Familie aufgewachsen und hast erlebt, wie sich verschiedene Cliquen zwischen den Geschwistern bilden. Jede für sich ist stärker als das einzelne Individuum. Ein Einzelkind hat keine Erfahrung mit anderen Geschwistern, sondern nur mit dem Feld der Eltern und eventuell noch den Großeltern. Diese Erfahrung wird erst später in der Schule mit Klassenkameraden gemacht.

Dies alles sind essenzielle soziale Erfahrungen, die wir im Lauf unseres Lebens machen und die uns prägen. Je größer eine Gruppe ist, desto mehr verschwindet das Individuum darin. Oft ist es so, dass sensiblere und leisere Menschen in einer Gruppe komplett untergehen und nicht mehr sichtbar sind. Dies kann zu einem Selbstwertverlust beitragen. Doch es gibt auch Menschen, die nicht gesehen werden möchten, weil sie sehr sensibel sind und Schwierigkeiten haben, mit all den Eindrücken und Energien umzugehen. Es gibt immer mehr sogenannte Hochsensible, also Menschen, die unsere hektische Zeit als sehr schwierig erfahren. Viele fühlen sich in Gruppen nicht mehr wohl und sind dadurch gestresst. Ihr komplettes Energiesystem wird regelrecht überschwemmt von den vielen Eindrücken um sie herum, was für diese Menschen Chaos im Gesamtsystem bedeutet. Ich habe das Gefühl, dass dieser Anteil von Menschen innerhalb der Gesellschaft immer größer geworden ist, jedoch fehlt immer noch bei vielen die Akzeptanz für sogenannte Hochsensible.

Da die Konditionierung innerhalb der Familie am prägendsten ist, macht es Sinn, während des eigenen Prozesses die Energien der Eltern oder der Menschen, mit denen du zusammengelebt hast und die dich großgezogen haben, etwas genauer unter die Lupe zu nehmen.

Wie sind deine Eltern miteinander umgegangen? Wie haben sie dich als Kind erzogen? Wie wurden sie von ihren Eltern erzogen? Welche Werte wurden vermittelt, und welche Werte haben deine Eltern von ihren Eltern vermittelt bekommen? Wie authentisch hast du deine Eltern erlebt?

Das sind viele, aber wichtige Fragen, wenn du erkennen möchtest, wie sich der Schmerzkörper deiner Ahnen zusammensetzt. Eltern, die alles und jeden um sich herum kontrollieren, sind ängstlich und besitzen wenig Selbstvertrauen. Dann gibt es Mütter und Väter, die versuchen, all das, was sie selbst nicht erreicht haben, durch ihre Kinder zu erreichen. Das wird in der Musikbranche gut sichtbar, aber auch im Sport, wo Eltern ihren Nachwuchs häufig antreiben, damit dieser erfolgreich und berühmt wird. Dies erzeugt bei den Kindern einen enormen Druck und hindert sie daran, sich ihren Anlagen entsprechend zu entfalten. Andere wiederum erlauben ihren Kindern nicht, erfolgreicher als sie selbst zu werden. Natürlich ist das nicht in jedem Fall so. Es gibt auch Kinder, die selbst alles daransetzen, erfolgreich zu sein. Ich halte es für wesentlich, dass die Motivation, die dahintersteht, genauer wahrgenommen wird.

Das alles sind unbewusste Energieströme, die in einem Familienfeld wirken und auf bestimmte Mitglieder eine Auswirkung haben, sei es innerhalb der ganzen Familie oder zwischen einzelnen Mitgliedern. Oft ist dieser Druck subtil und auf den ersten Blick nicht erkennbar, weil er unter dem Deckmantel von Fürsorge und Obhut daherkommt. Das größte Geschenk, das du deinen eigenen Kindern mitgeben kannst, ist die Klärung deines eigenen Schmerzkörpers, aber auch die Klärung des Schmerzkörpers deiner Ahnen und die Bewusstheit um diese Vorgänge.

Immer wieder kommen Eltern mit ihrem Kind in meine Praxis, weil sie das Gefühl haben, mit ihm »stimmt etwas nicht«. Doch oft sind es eher die Blockaden der Eltern, die einer Klärung bedürfen. Wenn du verstehst, dass auch du ein Produkt deiner Eltern bist, dann wird es einfacher, deine eigenen Konditionierungen zu erkennen und zu verstehen, welche du an dein Kind weitergibst. Ein fünfjähriges Kind, das aus dem Gleichgewicht geraten ist, reagiert auf das Ungleichgewicht der Eltern. Es macht darauf aufmerksam, dass »etwas nicht in Ordnung« ist. Oft ergibt es Sinn, die Eltern zusammen mit ihren Kindern zu behandeln.

> Erinnere dich:
> Du trägst alles, was du bist, in deinem Energiefeld mit.
> Egal, ob du glücklich oder unglücklich bist.

Dein Kind reagiert auf deine Aura, auf dein Energiefeld. Das Kind ist mit Unbekanntem konfrontiert, also reagiert es darauf. Sei es, dass es völlig aufgekratzt ist und die Eltern auf jede erdenkliche Art und Weise nervt, oder dass es traurig beziehungsweise wütend ist. Natürlich spiegelt nicht jeder trotzige Zustand eines Kindes eine Krise der Eltern wider, ein Kind will natürlich auch die momentanen Grenzen ausloten. Doch bei länger anhaltenden Krisen lohnt es sich, bei sich selbst hinzuschauen, um zu sehen, was im Ungleichgewicht ist. Eltern zu sein, ist nicht einfach, doch mit diesem Bewusstsein sowie genauerem Hinschauen und dem Spüren des eigenen Instinkts ist es möglich, ein Kind zu einem verantwortungsbewussten, sozialverträglichen Menschen mit ethischen und moralischen Werten zu erziehen.

Eltern machen Fehler, und bei jeder Generation sehen diese anders aus. Doch egal welche passiert sind, entscheidend ist es, als erwachsener Mensch zu den eigenen Fehlern zu stehen. Dein Kind spürt sehr genau, ob etwas richtig oder falsch ist. Deshalb sind eine kindgerechte Offenheit und Klarheit für seine Gesundheit wichtig – dabei ist es unwichtig, ob über Veränderungen gesprochen wird oder nicht. Das Kind spürt die Veränderungen, auch ohne, dass sie ausgesprochen werden.

Doch auch Werte sind einem Wandel unterworfen, und gerade Familienwerte und Traditionen haben sich in den letzten Jahren maßgeblich gewandelt. Im Grunde ist es ein natürlicher Entwicklungsprozess, dass Familienwerte, die vor 100 Jahren Gültigkeit besaßen, heute nicht mehr die gleichen sind. Viele haben keinen Bestand mehr, weil sie nicht mehr in die Zeit passen. Wie heißt es so schön? Alte Zöpfe müssen mit der Zeit abgeschnitten werden! Doch dieser Wandel hat sich nicht nur aus sich heraus vollzogen, sondern er steht in Zusammenhang mit einem größeren Ganzen. Wenn man sich umschaut, sieht man viele Familien, die auseinanderbrechen. Eltern, die sich nichts mehr zu sagen haben, Kinder, die sich von ihren Eltern losgesagt haben, weil sie das Gefühl haben, nur so ihren eigenen Weg gehen zu können. Es gibt immer mehr Patchwork-Familien, die gut funktionieren, doch dafür braucht es Engagement und Verständnis vonseiten der Eltern, aber auch von den Kindern.

Oft wird einfach über die Köpfe der Kinder hinweg entschieden, wenn die Ehe der Eltern in die Brüche geht und ein neuer Partner in die Familie tritt. Ich finde es wichtig, dass die Kinder nicht mit jeder neuen Bekanntschaft konfrontiert werden, aber das ist meine persönliche Meinung. Viele sind damit überfordert – und die meisten Eltern auch. Ein Zusammenschluss von zwei Familien zu einer neuen Familie sollte gut überlegt sein und mit allen Beteiligten besprochen werden. Ich höre immer wieder, dass Menschen im Rückblick auf die Kindheit feststellen, dass sie eigentlich mit der Situation überfordert waren. Auch Kinder brauchen Zeit, sich mit neuen Gegebenheiten auseinanderzusetzen und sich auf eine veränderte Situation einzustellen. Die einen sind schneller in der Verarbeitung, andere brauchen länger. Dies gilt es zu berücksichtigen.

Kinder fangen an, eine Beziehung zu dem neuen Partner oder der neuen Partnerin aufzubauen und sind enttäuscht, wenn diese wieder in die Brüche geht. Oft kommen dann noch weitere Kinder hinzu, was das Ganze nicht vereinfacht. Zuerst kann das interessant sein, doch wenn die Aufmerksamkeit der Eltern plötzlich auf mehr Kinder verteilt wird, dann ist auch das eine Situation, in die Kinder sich zuerst eingewöhnen müssen. Gemeinsam die Ferien zu verbringen ist das eine, aber gleich zusammenzuziehen ist etwas anderes. Nicht, dass dies nicht möglich ist. Natürlich funktioniert das bei vielen Familien, doch die Kinder sollten darauf vorbereitet und hingeführt werden. Beide Partner sollten sich bewusst sein, dass dies Zeit braucht und die neue Beziehung auch belasten kann.

Vielfältige Rollen und Muster innerhalb der Familie

Als Familie wird eine Gemeinschaft mit mindestens zwei Generationen bezeichnet, die miteinander verbunden sind. Familie ist ein sozialer Raum für Geborgenheit, ein Raum für Entwicklung und Wachstum, ein maßgebliches Fundament für zukünftige Generationen. Sie ermöglicht uns als Erstes die Befriedigung von Nähe und Sicherheit. Sie nährt in den ersten Jahren unsere leiblichen, seelischen und emotionalen Bedürfnisse. Dies erschafft die Zugehörigkeit zur eigenen Familie. Und für viele Familien ist die wirtschaftliche Funktion ein wichtiger Punkt, der ebenso Beachtung verdient. Betrachtet man sie etwas genauer, wird sichtbar, dass jedes Mitglied eine bestimmte Rolle innerhalb des Verbands einnimmt. So ist vielleicht der Vater der Ernährer und deckt den materiellen Teil ab, die Mutter übernimmt den fürsorglich-nährenden Teil und behütet die Kinder. Doch es gibt noch andere Rollen innerhalb einer Familie. Gerade, wenn mehrere Kinder vorhanden sind, bilden sich rasch Rollen heraus. Rollen, die oft durch die Eltern und die anderen Geschwister verstärkt werden.

Des Weiteren gibt es Rollen, die subtiler, aber nicht weniger machtvoll sein können. Wer kennt nicht derartige Aussagen der Eltern oder

Verwandten, dass der älteste Sohn genau nach dem Onkel käme? Oder: »Du bist genau wie dein Vater oder deine Mutter.« Besteht ein positives Bild von Vater oder Mutter, dann ist das wunderbar, aber wenn diese Feststellung eher abwertend gemeint ist, kann sie fatal sein. Oft passiert es bei Trennungen, dass einer der Elternteile über den anderen negativ spricht und die Kinder mithören. Stelle dir vor, Mutter oder Vater sind wütend auf den Partner und schimpfen, dass dieser fremdgegangen ist oder was auch immer. Bei der nächsten Gelegenheit, wenn das Kind unartig ist, kommt der Kommentar »Du bist genau wie dein Vater/Mutter«. Hast du dir schon einmal überlegt, was das mit dem Kind macht? Das Kind ist in Ungnade gefallen und haftet indirekt für den Vater oder die Mutter mit. Oft reagieren die Eltern aus den genau gleichen Mustern und Konditionierungen heraus wie ehemals ihre Eltern. Wenn du dir darüber im Klaren bist, dass es mit dir selbst zu tun hat und viel weniger mit dem Kind, ist bereits die erste Entlastung da. Kinder kommen auf die Welt und sind unschuldig, so der Volksmund. Doch stelle dir vor, ein Kind kommt *unerwünscht* zur Welt. Diesem Kind wird bereits zum Zeitpunkt der Zeugung ein Stempel aufgedrückt. Dies kann im Positiven wie auch im Negativen der Fall sein.

Auch hier gibt es Redewendungen im Volksmund, zum Beispiel: »Das Kind hat unser Glück vollkommen gemacht!« Stelle dir einmal die Bürde dieses Kindes vor. Es ist dafür verantwortlich, dass es das Glück der Eltern vollständig gemacht hat, ob es will oder nicht. Diese Seele hatte vielleicht andere Pläne. Daraus kann ein Muster entstehen: »Ich bin dafür zuständig, dass andere glücklich sind.« Selbstverständlich dürfen sich die Eltern über dieses Kind freuen, doch das Kind ist ein Individuum und sollte auch so erzogen werden. Nicht auf der Basis, dass es die Eltern glücklich macht, sondern dass es sich authentisch, offen und ehrlich entwickelt, lernt, dass es schön ist, auf diesem Planeten geboren zu sein und dass es sich lohnt, dem Leben und der Natur gegenüber respektvoll zu handeln.

Wenn eine Schwangerschaft plötzlich und unerwartet kommt, sagen Eltern gern: »Eigentlich wollten wir noch kein Kind, aber da es jetzt passiert ist, freuen wir uns darauf.« Das geschieht immer wieder, doch hast du dir schon einmal überlegt, dass dieses Kind als Erstes einen Schock erlebt und das Gefühl bekommt, nicht willkommen zu sein? Hier wird offensichtlich, wie stark unser Verstand unser Verhalten prägt. Der Körper dieser Mutter war bereit für die Schwangerschaft und die Gelegenheit günstig, weil alles zusammengepasst hat, in diesem kurzen Moment der Zeugung. Doch der erste kurze Schock, nicht willkommen zu sein, den dieses Kind erlitten hat, prägt bereits sein Leben. Es wird vielleicht immer unter einem eher schlechteren Selbstwertgefühl leiden. Hier ist es notwendig, diese Schocks aufzulösen, bevor sie sich noch mehr im Körper und im Leben dieses neuen Erdenbürgers manifestieren.

Das waren zwei Beispiele, die deutlich machen, wie stark eine Prägung durch die Eltern ausfallen kann.

Schubladen und Programmierungen

Es gibt noch weitere Programmierungen, die auf das Leben direkt, aber auch auf die Art und Weise, wie dieses Kind auf das Leben reagiert, Einfluss nehmen. Diese werden meistens erst dann zugeteilt, wenn das Kind dem Säuglingsalter entwachsen ist. Je nachdem, welche Eigenheiten es nach außen hin zeigt, wird es in bestimmte Schubladen gesteckt. »Du bist die Zuverlässige und Vernünftige, auf dich können wir uns verlassen!« Und da ist dann das zweite Kind, da heißt es unter Umständen: »Bei dir läuft einfach alles schief! Du bist ein Pechvogel!« Das alles sind Programmierungen. Leider merken meistens weder die Eltern noch die Kinder, wie tief sich solche Muster einschleichen.

Da, wo viele Kinder zu Hause sind, entstehen oft auch vielfältige Rollen. So ist vielleicht das älteste Kind der Künstler, das nächste ein Rebell, eines hat eine gute Nase für Geschäfte, ein anderes ist das Komplizierte, die Chaotin und so weiter. Diese Positionen stärken oder schwächen die Individuen innerhalb einer Familie. Wenn sie so klar verteilt werden, erzeugen sie ein starkes Feld, und für das Kind ist es sehr schwierig, sich da herauszubewegen. In den meisten Fällen ist dieser Part nicht von dem Kind gewählt worden, er hat jedoch oft eine stark konditionierende Wirkung. Der Älteste hat vielleicht mit vier Jahren gerne gebastelt oder gemalt und wurde daher auf das Künstlerische reduziert. Er hat seine Energie auch weiterhin in diese Richtung gesteckt, vielleicht aber dadurch andere Potenziale viel zu wenig erkennen können. Das Kind hat eine besondere Stellung eingenommen und auch die gewünschte Aufmerksamkeit erhalten, immer dann, wenn es diesen Part ausgefüllt hat. Ich kann mir vorstellen, dass du, wenn du das liest, eigene Muster erkennen kannst, oder du wahrnimmst, welche Rolle dir in deiner Familie zugedacht worden ist. Entspricht dir dieser Part? Oder ist es einer, der dir einfach nur die notwendige Aufmerksamkeit verschafft hat? Es lohnt sich, einmal darüber nachzudenken.

Ist ein zugedachter Part positiver Natur, kann das auf das Individuum bestärkend wirken. Die Rolle, eine gute Nase für Geschäfte zu haben, wird vermutlich zu einem erfolgreichen Berufsleben führen. Aber wie fühlt sich dieser Mensch in Beziehungen? Hat er außerhalb seines Berufs ein gutes Selbstwertgefühl und ist in der Selbstliebe? War das der Wunsch dieses Menschen, oder war es eher die Erfüllung des Traumes eines Elternteils? Dann kann diese Rolle diesen Menschen vom vorgesehenen Inkarnationsplan abrücken. Durch die erfolgreiche Ausübung des Berufs ist sicher ein gutes Selbstwertgefühl vorhanden, das ist jedoch mit Leistung verknüpft. Möglicherweise hat dieser Mensch Mühe, sich geliebt zu fühlen, einfach dadurch, dass er da ist und dass er ist, wer er ist.

Diese zugedachten Rollen können Familienmitgliedern das Leben schwer machen und eine individuelle Entwicklung belasten. »Die Komplizierte« wird auf dieses Attribut reduziert und empfindet sich als ungenügend oder nicht in die Familie passend. Schwächen werden zusätzlich verstärkt und geben dem Individuum das Gefühl, nicht wirklich dazuzugehören, weil es sich als fehlerhaft empfindet. Ich selbst bin in einer großen Familie mit sechs Schwestern aufgewachsen. Als Zweitjüngste war ich darauf bedacht, nicht völlig unterzugehen. Also war mir jede Rolle recht, auch wenn es eine schwächende war. Hauptsache, ich hatte das Gefühl dazuzugehören. Das war immer noch besser, als keine Zugehörigkeit zu spüren. Als Kind, und auch später als Erwachsener, ist eines überaus wichtig: **Zugehörigkeit zur Familie.** Als Kind kannst du dich ohne sie nicht entfalten und entwickeln und wächst mit einem permanenten Mangel irgendeiner Art auf. Als Erwachsener möchtest du diese Zugehörigkeit auf keinen Fall verlieren, deshalb nehmen viele Menschen innerhalb der Familie einiges in Kauf, weil sie sich allein wehrlos und schwach fühlen, weil ihnen die Stärke der Familie im Rücken fehlt. Doch wenn du dir deine Zugehörigkeit erkämpfen musst, kann irgendetwas nicht in Ordnung sein. Wenn du als Kind spürst, dass du keine Zuneigung von deinen Eltern bekommen kannst, wirst du selbst nur schwer in der Lage sein, anderen Menschen Sympathie entgegenzubringen. Wenn der äußere Reichtum und das Bild nach Außen wichtiger sind als die inneren Werte, wie sollst du selbst innere Werte als wertvoll erkennen und diese bedeutend finden?

Die Jahre des wirtschaftlichen Wachstums haben innerhalb von Familien ein Ungleichgewicht geschaffen. Gefühle wurden mit materiellen Inhalten ausgeglichen. Erziehung ist anstrengender geworden und hat neben der Arbeit oft wenig Platz. Gestresste Eltern, die ihre Kinder vor die Spielkonsole setzen oder den Fernsehapparat laufen lassen, weil sie ihre Ruhe wollen, sind schon fast zur Norm geworden. Das Ursächliche, was eine Familie ausmacht, ist mehr und mehr in den Hintergrund getreten. Beziehungen werden immer schneller beendet, und nach der Trennung suchen die meisten möglichst schnell einen neuen Partner, weil sie es nicht ertragen, allein zu sein. Ich weiß, das ist alles ziemlich plakativ gezeichnet, doch leider ist es auch das, was sich in der Realität zeigt. Natürlich gibt es noch heute die gut funktionierende Familie, die nährend und stärkend als Verbund wirkt und den Nachkommen eine große Stütze sein kann. Doch wird diese leider immer seltener.

All das ist Ausdruck einer nicht mehr funktionierenden Ahnen- oder Blutlinie. Es ist die sichtbar gewordene »Unordnung« in den Ahnenreihen oder der Ausdruck des Schmerzkörpers der Ahnen – eine Entwicklung, die sichtbar und spürbar geworden ist. Doch was ist der Grund dafür, und warum sind wir dahin gekommen? Wie ist diese »Unordnung« in unseren Ahnenlinien entstanden, und was für Auswirkungen hat sie auf den Menschen?

3 | Die Kraft der Ahnen

Stelle dir vor, hinter dir stehen 126 Menschen, die Väter und Mütter, Urväter und Urmütter deines Stammes. Dies entspricht mit dir sieben Generationen. Und nun stelle dir vor, alle diese Menschen sind dir wohlgesinnt, sie haben ihr Leben in Liebe und Achtsamkeit geführt. Sie waren respektvoll im Umgang mit der Umwelt und haben sich gegenseitig als Individuen respektiert. Sie möchten nur das Beste für dich und unterstützen dich auf deinem Weg. Kannst du dir vorstellen, wie sich das anfühlt? Vermutlich ist das der Wunsch aller Menschen, diese unglaublich nährende und stützende Kraft im Rücken zu spüren. Doch für viele ist und bleibt dies meist ein Traum, der der Wirklichkeit nicht standhalten kann.

Hast du dir schon einmal Gedanken darüber gemacht, wie es sich energetisch für Menschen anfühlt, die in der Öffentlichkeit stehen und eine große Anhängerschaft haben, seien es Künstler, Sportler oder Politiker? Jede Aufmerksamkeit eines Fans, eines Befürworters oder eines Kunstgenießers stärkt diese Menschen. Wie heißt es so schön? Die Energie folgt der Aufmerksamkeit. Dies gilt für alle Bereiche des Lebens. Doch den meisten Menschen ist nicht bewusst, was das genau bedeutet. Sich in der Tiefe bewusst zu sein, hat klare Auswirkungen. Einfach ausgedrückt:

Indem ich einem anderen Menschen Aufmerksamkeit entgegenbringe, stärke ich diesen Menschen und nähre ihn mit Energie.

Die Qualität der Energie ist abhängig davon, ob es sich um eine positive oder eine negative Aufmerksamkeit handelt, die entsprechende Energie erreicht und durchströmt den Menschen. Vielleicht hast du schon von Sportlern oder Künstlern gehört, die in ein »Loch« fallen, wenn die Karriere vorbei ist? Das ist im Grunde nichts anderes. Die Energie wird zurückgezogen, und folglich fehlt etwas. Das ist unangenehm und kann dazu führen, dass Menschen, die für lange Zeit in der Öffentlichkeit gestanden haben, sich zuerst wieder völlig neu sortieren müssen. Viele versuchen, alles zu unternehmen, um ihren gewohnten Platz zu behaupten, weil sie es nicht gelernt haben, anderen unterstützenden Menschen genügend Raum in ihrem Leben zu geben. In der Politik ist dieses Phänomen deutlich zu beobachten: Viele Politiker werden machthungrig, weil sie sich von der Aufmerksamkeit ihrer Wähler nähren.

Die Ahnenkraft, die hinter jedem Individuum steht, ist die Kraft, die dich im Leben stärken, motivieren und antreiben kann, um zu der besten Version deines Selbst zu werden. Dies passiert ganz von allein, ohne dass du dir dessen bewusst bist, egal, ob dir deine Ahnen bekannt sind oder nicht. Ob es sich jedoch um eine nährende oder eher eine schwächende Energie handelt, ist abhängig von der »Gesundheit« und »Ordnung« des gesamten Ahnenfeldes, denn nicht jede Energie im Ahnenfeld ist nährend oder wohlwollend. Das Kraftfeld der Ahnen ist stetig in Veränderung und wird von Generation zu Generation geprägt. Jede lebende Generation hat ihre eigenen ethischen und moralischen Werte, die auch in hohem Maße von gesellschaftlichen Strömungen geprägt werden. Korrupte und verwerfliche Energien prägen ein Ahnenfeld, stören seine »Ordnung« und bleiben als Disharmonie oder störendes Energiefeld bestehen. Genauso bleiben auch liebevolle und nährende Werte und Energien im Ahnenfeld erhalten. Jede Seele, die in diesen Stamm als Individuum inkarniert, kommt in Kontakt mit dieser Ahnenkraft, wird ein Teil davon und prägt die Generationen, die nach ihr kommen.

Unrecht, Unordnung, Unglück und vieles mehr beeinflussen das Ahnenfeld und damit die Qualität der Kraft, die in diesem vorhanden ist. Ich habe mich seit vielen Jahren mit der Kraft des Ahnenfeldes und der Wirkung auf das einzelne Individuum auseinandergesetzt. Je tiefer ich in diese Materie eingedrungen bin, desto mehr konnte ich sehen, wie stark die Beeinflussung des Ahnenfeldes für viele Menschen ist. Sei es im positiven als auch im negativen Sinn. Ein gesundes Ahnenfeld ist ausbalanciert und in »Ordnung«. Werte wie Ethik, Moral und Respekt werden anerkannt, die Kinder respektieren ihre Eltern und sind sich bewusst, dass sie durch die Vereinigung ihrer Eltern entstanden sind. Eine Verbindung, die ihnen ermöglichte, als Individuum zu inkarnieren. In diesem Moment, in dem du diesen Respekt deinen Eltern gegenüber empfinden kannst, bist du in der Achtsamkeit und in der Liebe. Und genau diese Liebe ist ein Teil der Ordnung, die ein gesundes Ahnenfeld ausmacht. Liebe, Respekt und Vergebung sind die Kräfte, die dessen »Unordnung« wieder klären können. Das ist einer der Gründe, weshalb sich deine Seele auf die Reise in die Inkarnation begibt, auch wenn du das innerhalb deines menschlichen Inkarniertseins ab und an vergisst.

Die Eltern und ihre Erziehung haben einen großen Anteil daran, ob ein Ahnenfeld stabil und in Ordnung ist. Wenn sie ihre Kinder als Individuen betrachten und deren Seele in ihrem Inkarnationsbegehren bestärken und unterstützen, tragen sie viel zu einer starken Familie und damit zu einem gesunden Ahnenfeld bei. Gegenseitige Achtung und Respekt sind Schlüsselwörter für wohlwollende und stärkende Beziehungen innerhalb der Familie. Das Erleben und Spüren von Liebe, Achtung und Respekt innerhalb der Familie, unterstützt das

Individuum im Äußeren, um selbst Kontakte in Liebe, Achtung und Respekt zu leben.

Ein gesundes Ahnenfeld fördert deine wahren Talente und lässt dich mit deinem eigenen Potenzial in Verbindung treten. Es unterstützt dich darin, dich entsprechend deinem Inkarnationsbegehren zu entwickeln. Es zeigt dir, wie gesunde Beziehungen zwischen Mann und Frau gelebt werden, weil Generationen vor dir den Weg der Liebe und Achtung gegangen sind. Gleichzeitig lehrt es dich, diese Liebe, den Respekt und die Achtung an deine eigenen Kinder weiterzugeben. Es bestärkt dich in deinem Selbst und gibt dir den Mut, dein wahres Selbst nach außen zu tragen und zu zeigen, wer du bist, sodass du erfolgreich deinen Weg gehen kannst. Erfolgreich zu sein, heißt für mich, einen Weg in Liebe zu gehen, der dich im Inneren genauso wie im Äußeren erfüllt und dein Selbst bestärkt. Ein gesundes Ahnenfeld im Rücken kann dich auf deinem eigenen Weg begleiten, dich lenken und dir den Mut und die Kraft geben, diesen Weg selbstverantwortlich und aufrecht zu gehen. Aufrecht deinen Weg zu gehen, heißt, dir zu erlauben, dich in deiner ganzen Größe als göttliches Wesen, als ein Wesen des Lichtes und der Liebe zu zeigen. Andere Menschen können dieses Licht in dir sehen und deine Aufrichtigkeit und innere Größe spüren, unabhängig von deinem äußeren Erscheinungsbild. Die Kraft deiner Ahnen gibt dir diese Fähigkeit, dieses Licht nach außen zu tragen. Deine Ahnen geben dir die Kraft, selbstbewusst, stark und mutig deinen Weg zu gehen, weil du dir deiner bewusst bist und Liebe ausstrahlst.

Wenn du selbstverantwortlich handelst, übernimmst du dafür die Verantwortung. Du erkennst, was um dich herum passiert, denn du bist dir bewusst, dass du deinen Teil dazu beigetragen hast. Du spürst tief in deinem Inneren, dass du die Ursache dafür gelegt hast, sei es in diesem Leben oder in verschiedenen vorangegangenen Inkarnationen. Du übernimmst Verantwortung für das, was und wer du jetzt in diesem Leben bist. Du weißt, du bist der Regisseur und Akteur in deinen Dramen, die um dich herum auf deiner Bühne aufgeführt werden, denn du hast sie inszeniert und kreiert. Versuche, deine eigenen Dramen mit etwas Humor zu sehen, auch wenn es manchmal nur noch Galgenhumor ist. Es kann unglaublich erheiternd sein, die eigenen Tragödien aus der Entfernung zu betrachten und festzustellen, wie gut diese von dir selbst inszeniert wurden. Genau das ist mit »Verantwortung übernehmen« gemeint, Verantwortung für das, was du bist und für das, was in deinem Leben geschieht.

> Du kannst die Kraft deiner Ahnen in deinem Rücken spüren, auch wenn du deine Vorfahren nicht sehen kannst.

Vielleicht spürst du, wie sie dir sanft die Richtung zeigen und dich unterstützen, deinen Weg zu gehen. Du kennst diesen Weg, denn deine Ahnen sind ihn bereits vor dir gegangen, sonst hättest du nicht in diese Ahnenlinie inkarniert. Du hast genau diese Art der Kraft gesucht, weil deine Seele weiß, dass es diese Energie ist, die dich unterstützt und in die richtige Richtung lenkt, weil du in Resonanz mit ihr stehst. Deine Ahnen wissen um deine Schwierigkeiten, mit den Kräften des Ahnenfeldes umzugehen, denn sie sind diesen Weg vor dir gegangen. Deine Ahnen richten ihre Aufmerksamkeit in liebevoller Unterstützung auf dich, wenn du lernst, sie zu achten und zu ehren.

Die Kraft deiner Ahnen ist endlos und enthält unendlich viel Weisheit und Wissen über das Leben selbst. Beides gehört zu deinem Erbe und ist ein Teil von dir. All das ist in dir enthalten: das Wissen deines Stammes, die Weisheit der Erfahrung, die von Generation zu Generation, von Zelle zu Zelle weitergegeben wird. Erlaube deinem Verstand zuzulassen, diesen Zugang zu öffnen, damit dein Bewusstsein daran teilhaben haben kann. Eine lange Ahnenreihe zurück bis zur Urquelle der Entstehung steht mit dir in Verbindung. Stelle dir vor, du stehst jetzt in dieser Inkarnation am Ende einer langen Kette und bist gleichzeitig ein Teil von ihr. So, wie du am Ende einer Kette von Ahnen stehst, bist du gleichermaßen Ausgangspunkt für die folgenden Generationen; denn dein Leben ist auch das Fundament für jene, die nach dir kommen. Sei dir dessen bewusst, wenn du über die Art und Weise, wie du dein Leben führst, Entscheidungen triffst. Ist es ein Leben in Selbstverantwortung, Achtung und Liebe? Oder ein Leben voller Unbewusstheit, voll von Dramen und Schuldzuweisungen? Es ist deine Entscheidung, wie du mit den Schwierigkeiten und Stolpersteinen in deinem Leben umgehst. Bist du jener, der die Ahnenkette in Unordnung bringt und diese an die Nachkommen weitergibt? Oder bist du jener, der die Liebe verstärkt und vorangegangenes Leid in deiner Ahnenreihe heilen kann und darf? Ich wünsche dir von Herzen, dass du die leidvollen Energien und Disharmonien heilen kannst. Heilung, die an deine Nachkommen weitergegeben wird und sie in ihrem Sein bestärkt. Wenn du Verantwortung für dich, für dein Leben und deine Handlungen übernimmst, dann hast du den ersten Schritt getan, Heilung in dein Ahnenfeld zu bringen.

Selbstverantwortung heißt: Ich übernehme Verantwortung für meine Handlungen, ich übernehme Verantwortung für meinen Bewusstseinsprozess und bin offen für Veränderung. Selbstverantwortung meint: Ich bin mir bewusst, dass ich die Ursache dafür geschaffen habe, wie mein Leben jetzt verläuft, egal, ob es mir passt oder nicht. Oft ist es gar nicht so einfach, dieses Bewusstsein zu entwickeln. Dazu gehört es, sein eigenes Schicksal zu respektieren, zu achten und liebevoll damit umzugehen. Dazu gehört, fürsorglich sich selbst gegenüber zu sein und nicht nur anderen Menschen Fürsorge angedeihen zu lassen. Mit Selbstfürsorge ist nicht ein Leben im Ego gemeint, aber auch nicht ein Leben in völliger Selbstaufgabe. Die goldene Mitte liegt irgendwo dazwischen.

Wie du dir sicher vorstellen kannst, gibt es in den meisten Stämmen viel »Unordnung« und somit reichlich Potenzial für Heilung. Du machst dir selbst das größte Geschenk damit, Licht und Liebe und somit Heilung in die Familien- und Ahnenreihe zu bringen.

4 | Der Schmerzkörper der Ahnen

Gesellschaftliche Strömungen haben die Stärke und die Kraft des Ahnenfeldes Generation um Generation geschwächt. Dazu kommt, dass dunkle Mächte diese Schwächung ausnutzen, um die Menschen besser kontrollieren und manipulieren zu können. Wenn wir uns umschauen, sehen wir diese Auswirkungen in den verschiedensten Bereichen. Die Welt und die Menschen, die in dieser Welt leben, befinden sich in einem Zustand von Chaos und Spaltung. Es fehlen Orientierung und innere Ausrichtung. All dies führt bei vielen zu einem Gefühl der Unsicherheit und Instabilität. Was folgt, sind Angst und Orientierungslosigkeit. Gendersternchen und sonstige künstlich erzeugte Bewegungen innerhalb der Gesellschaft führen zu einer Schwächung und noch größeren Spaltung innerhalb von Gemeinschaften. Es geht nicht darum, Menschen mit einer besonderen Orientierung abzulehnen oder nicht zu akzeptieren, sondern darum, was und wie das gemacht wird. Natürlich sollte jeder Mensch seine sexuelle Orientierung leben und seine eigene Individualität nach außen zeigen dürfen, ohne dafür verurteilt zu werden. Es geht vielmehr darum, zu erkennen, ob es sich um eine Modeströmung oder einen Trend handelt, was weniger mit innerer Wahrnehmung und Bewusstheit zu tun hat. Es geht um die Differenzierung von dem, was ist und dem, was erzeugt wird.

Junge Menschen zwischen zehn und 20 Jahren befinden sich in einer Phase der Selbstfindung und suchen ihre eigene Identität. Sie suchen nach sich selbst, und es ist wichtig, dass sie diese Phase ausleben dürfen, ohne sich festlegen zu müssen. In diesem Alter ist der Mensch weder erwachsen noch in der Lage, die Konsequenzen für sein weiteres Leben abzuschätzen. Dazu kommt, dass sich in diesem Alter nur wenige Menschen ihrer sexuellen Ausrichtung in aller Klarheit bewusst sind. Und das ist auch völlig in Ordnung. Junge Menschen brauchen die Möglichkeit, sich völlig frei finden zu dürfen, in welchem Bereich auch immer. Ohne dass sie infrage gestellt werden, ohne dass sie in eine Schablone gedrückt werden, und ohne dass sie sich für etwas entscheiden müssen. Festlegungen und Entscheidungen benötigen Zeit. Vielleicht muss die Erfahrung erst gemacht werden, ob etwas passt oder nicht. Dazu gehört die Freiheit, jederzeit eine neue Entscheidung treffen zu können. Im Sinne von: »Ich weiß jetzt, das passt!« oder »Das passt nicht!«

Auffallen um jeden Preis ist in Zeiten von Social Media die Devise, dabei ist es oft unwichtig wodurch. Es muss einfach anders sein und die Aufmerksamkeit auf sich ziehen. Wir leben in einer Spaßgesellschaft, in der Vergnügen und Geldausgeben maßgebliche Kriterien sind. Es geht darum dazuzugehören und ein Teil davon zu sein. Es existiert im Menschen ein tiefes Sehnen, sich einer Gemeinschaft zugehörig zu fühlen. Das, was die Familie war, wird heute oft im Außen gesucht. Alle diese Faktoren schwächen das Individuum und das Wachstum der Seele. Die Menschen werden immer mehr zu einem orientierungslosen Einheitsbrei, was sie schwächt und bei einigen dazu führt, dass sie immer häufiger ihre innere Auf- und Ausrichtung verlieren. Diese Menschen prägen das Ahnenfeld der nachfolgenden Generationen. Du selbst bist wieder die Grundlage für die nächsten Generationen. Bist du dir dessen bewusst? Du bist ein Schöpferwesen!

So vieles ist im Ungleichgewicht. Nicht, dass dies neu ist, aber es wird immer klarer und deutlicher sichtbar. Die Ahnenstrukturen wurden schon lange nicht mehr richtig genährt. Es war nicht mehr wesentlich, und die Erzählungen der Alten und Weisen wurden durch das, was sich in den sozialen Medien tut, ersetzt. Die Erfahrungen, die eigentlich von Generation zu Generation weitergegeben werden sollten, wurden als überholt abgestempelt. Mehr Schein als Sein zieht sich durch ganze Bevölkerungsschichten. Dadurch werden die Kraft und das Wissen unserer Ahnen geschwächt, vieles geht verloren. Das ist schade, aber vielleicht auch notwendig, damit ein neues Fundament aufgebaut werden kann.

Wir leben in einer Zeit, in der viele der veralteten und eingefahrenen Strukturen nicht mehr funktionieren. Das, was verdorben ist, muss erkannt und transformiert werden, damit der Stamm überleben kann. Es geht nicht darum, dass alles Alte »gut« ist und alles Neue »schlecht«. Es geht darum, neue Strukturen auf dem, was sich bewährt hat, aufzubauen. Das Bewährte als Fundament zu nutzen, als eine Basis, auf der sich etwas Neues aufbauen lässt. So wie der Gärtner, der auf einen gesunden Baumstamm eine neue Sorte aufpfropft, um die Stärke des Obstes den sich verändernden Umweltbedingungen anzupassen.

Der Schmerzkörper des Stammes ist in den letzten Generationen angewachsen und groß und mächtig geworden. Er steuert die Individuen, wie der individuelle Schmerzkörper dich steuert. Die Seelen sind »bequem« geworden und haben die Tendenz, immer mal wieder in den gleichen Stamm zu inkarnieren. Es ist gerade so, als ob der Stamm mehr und mehr von Inzucht durchdrungen wird. Natürlich darf das nicht pauschalisiert werden, denn das ist nicht bei jedem Stamm so. Viele Seelen inkarnieren immer wieder in den gleichen Stamm. Deshalb ist es an der Zeit, dass eine Auffrischung des »Blutes« stattfinden kann, sodass sich die Familienstämme erneuern und der Schmerzkörper des Stammes Heilung erfahren darf.

Die Zeit der Erneuerung ist gekommen, auf dass wir
uns erinnern, wer wir sind und woher wir kommen.
Wir sind göttliche Wesen und Sternengeborene.
Dazu gehört, dass wir uns öffnen und erkennen,
welche Ursachen zu einer Unordnung im Stamm
führen und wie sie entstanden ist.

Jegliche Verfehlungen, die in der Familie geschehen sind, nähren den Schmerzkörper des Stammes und führen dazu, dass diese in den nachfolgenden Generationen so lange wiederholt werden, bis diese Verfehlungen in das Bewusstsein der inkarnierten Individuen gelangen und geheilt werden. Das heißt nicht, dass sich diese Vergehen genau so zeigen, wie sie passiert sind. Doch im Kern und vom Thema her entsprechen sie dem, was schon in früheren Generationen geschehen ist.

Was ist mit Verfehlungen gemeint? Da sie zahlreich und vielfältig sein können, hier eine Auflistung ohne Gewähr auf Vollständigkeit:

- Ausschluss aus der Familie, Verlust der Zugehörigkeit
- fehlende Liebe und Akzeptanz
- Respektlosigkeit und Ignoranz
- Zwangsehe, Familiengesetze
- Feigheit
- Betrügereien, Erbstreitigkeiten und Ungerechtigkeiten
- Mord und andere Verbrechen
- Verurteilung und Denunziation
- Kuckuckskinder und Adoptionen

Um die einzelnen Begriffe besser einordnen zu können, gehe ich nachfolgend detaillierter darauf ein.

Ausschluss aus der Familie

Ein Ausschluss aus der Familie kommt sehr häufig vor. Er ereilt Menschen, die die **Zugehörigkeit verlieren**, weil sie gegen die inneren Gesetze der Familie verstoßen haben. In früheren Generationen waren diese »Familiengesetze« oft sehr streng und unerbittlich. Die Ethik und die moralische Vorstellung waren und sind zum Teil auch heute noch geprägt von gesellschaftlichen Strömungen und Trends. Mitglieder, die der Familie und ihrem Ansehen in der Gesellschaft geschadet haben, wurden verbannt. Sie verloren die Zugehörigkeit und wurden als »Aussätzige« behandelt, dabei war es unwichtig, aus welchen Motiven heraus sie handelten. Das Gesetz der Familie stand häufig über dem Wohl des einzelnen Individuums, das ungeschriebene Gesetz des Stammes stand über allem. Außerdem gibt es Gesetze, die durch die Vorschriften eines noch größeren »Stammes«, wie beispielsweise eines Fürstentums, eines Königreichs oder eines Staates, geprägt waren und immer noch bestimmt werden. Auch hier kannst du als Individuum die Zugehörigkeit verlieren.

Die Gesetze der Gesellschaft wurden von starken und machtvollen Familien vorgegeben. Wer diese nicht eingehalten hatte, wurde aus dem Kollektiv ausgestoßen oder bestraft. Große Familien waren Königshäuser oder Kaiserdynastien, später wurden diese abgelöst durch Banken und Großkonzerne, die wiederum von starken Familien gegründet und geführt wurden. Dies ist in vielen Fällen auch heute noch so.

Dieses Ausgestoßen- oder Ausgeschlossensein aus dem Stamm verursachte einiges an Leid und Schmerz bei demjenigen, der es erleben musste. Der Schmerz des Ausgestoßenen wird weitergegeben an die Nachkommen und nimmt damit Platz im Feld des Stammes ein. Die Zugehörigkeit zum Stamm oder zur Familie zu verlieren, kann erhebliche Nachwirkungen auf die noch folgenden Generationen haben. Nachfolgend ein Beispiel, welche Folgen es nach sich ziehen kann: Schon im Mittelalter und bis ins 20. Jahrhundert wurden Frauen aus dem Stamm ausgeschlossen, wenn sie ledig schwanger wurden. Sie wurden von der Gesellschaft geächtet und die Familie schämte sich ihrer, also schloss man sie aus. Diesen Frauen blieb häufig nichts anderes übrig, als irgendeinen Mann zu heiraten, um nicht gänzlich von der Gesellschaft isoliert zu werden. Heute ist das zum Glück in unseren Breiten nicht mehr so. Doch erst in den letzten Jahrzehnten haben ledige Mütter Akzeptanz in der Gesellschaft gefunden. Ich wollte zuerst schreiben, die volle Akzeptanz, jedoch ist das auch heute noch nicht in allen Bereichen so. Auch gegenwärtig ist hier noch sehr viel Schmerz und viel Leidvolles innerhalb des Ahnenstammes enthalten.

Eine Auswirkung kann sein, dass sich nachfolgende Frauen mit ihrer Ahnin solidarisiert und ihre Kinder allein großgezogen haben. Oder sie waren bei der Geburt nicht verheiratet und haben erst zu einem späteren Zeitpunkt den richtigen Partner gefunden. Wer selbst unverheiratet ein Kind aufgezogen hat, weiß, was ich meine. Da ich selbst zu dieser Gruppe Frauen gehöre, könnte ich einiges dazu erzählen. Heute ist die Ablehnung, die ledige Mütter erfahren, zum Glück nicht mehr so vehement ausgeprägt, aber vor 30 Jahren war das noch anders. Es gab Lehrer, die jedes Schulgespräch zum Anlass genommen haben, darauf hinzuweisen, dass das Leben für Kinder aus Ein-Eltern-Familien schwieriger wäre. Natürlich ist es schwieriger, ein Kind allein großzuziehen als in einer gut funktionierenden Partnerschaft, doch waren die idealen Umstände einfach nicht gegeben. Oder waren es vielleicht gar nicht die Umstände, sondern der Schmerzkörper der Ahnen?

Ich habe immer mal wieder Ahnenforschung in meinem Stamm betrieben, weil mich dieses Feld sehr interessiert hat. Aber auch, weil ich mich gewundert habe, dass gerade in unserem Stamm so viele

Frauen ihre Kinder allein aufgezogen haben. Irgendwann bin ich darauf gestoßen, dass eine Urahnin aus meinem Stamm eine ledige Mutter aus dem 17. Jahrhundert war. Einige der nachfolgenden Mütter haben dann ihre Kinder ebenfalls ohne Partner aufgezogen. Sei es, weil sie durch einen Schicksalsschlag den Mann verloren haben oder dieser sich einer anderen Frau zugewandt hat. Bemerkenswert!

Wie muss diese Urahnin sich gefühlt haben? Allein, ledig, mit einem Kind, ausgestoßen und geächtet von der Gesellschaft? Der einzige Weg war der Gang in eine Ehe. Eine Ehe, die sie vielleicht gar nicht wollte. Leider gibt es keine Überlieferung dazu. Doch wenn ich sehe, wie diese Tradition in den folgenden Ahnenreihen, aus Solidarität zu dieser Urahnin, weitergeführt wurde, dann muss der Schmerz dieser Mutter wohl unermesslich gewesen sein; und er steckt immer noch im Schmerzkörper der Ahnen. Und zwar so lange, bis er geheilt ist.

Wen wundert es, dass meine sechs Schwestern, aber auch ich selbst, immer wieder über lange Zeitabschnitte allein mit unseren Kindern lebten? Das war so bei der Mutter und der Großmutter meines Vaters. Und der Schmerz wird so lange seine Wirkung entfalten, bis dies erkannt und dieser Ahnin der Respekt entgegengebracht wird, den sie verdient hat und sie so ihren Platz in Liebe wieder einnehmen kann. Solange das nicht passiert, wird dieser Schmerzkörper Teil der Familie sein und weiterhin seine Auswirkungen haben. Das ist nur ein Beispiel, wie sich ein Ausschluss aus der Familie in der Gegenwart zeigen kann.

Fehlende Liebe und Akzeptanz

Wenn Kinder ohne Liebe aufwachsen, werden sie als Erwachsene kaum fähig sein, Liebe zu entfalten. Wird ein Kind, so wie es auf die Welt gekommen ist, nicht akzeptiert, wird es keinen natürlichen

Selbstwert entwickeln können. Kleine Kinder reagieren sehr stark auf Vorbilder. Das sind erst einmal ihre Eltern. Und daher verhalten sich ungeliebte Kinder später als Erwachsene oftmals ähnlich wie die Eltern, und es fällt ihnen schwer, ihrem Nachwuchs Liebe zu schenken. Oder sie verfallen ins Gegenteil und überschütten ihre Kinder mit materiellen Gütern und übertriebener Zuwendung, um das auszugleichen, was ihnen selbst gefehlt hat. Nur damit ist das Problem nicht gelöst. Im Grunde ist das alles einfach eine Ersatzhandlung für etwas, was sie selbst vermisst haben. Ist diese fehlende Liebe ein Teil des Ahnenfeldes, wirkt die Energie weiter und findet auch in den folgenden Generationen ihren Ausdruck. Die Ursache ist die gleiche: fehlende Liebe und mangelnde Akzeptanz in früheren Generationen. Wenn ich mir die Zeit nehme, meine aufrichtige Liebe, meinen Respekt und mein Verständnis den vergangenen Ahnen entgegenzubringen, darf Heilung passieren.

Die Beispiele können sehr vielseitig sein. Es kann die Vernunftehe sein, die aus materiellen Überlegungen eingegangen oder verordnet wurde. Vielleicht gab es bereits einen Partner, der der Familie nicht passte, weil er nicht standesgemäß war. Das führte zu fehlender Liebe und einem tiefen Schmerz. Die mangelnde Akzeptanz der eigenen Bedürfnisse kann zu einer gewissen Härte gegenüber den eigenen Wünschen führen; denn Liebe schmerzt, also mauere ich mein Herz ein, denn diesen Schmerz möchte ich nie mehr spüren! Dieses Verhalten kann das Resultat sein. Nur was ist, wenn dieser Schmerz gar nicht deiner ist, sondern der deiner Ahnen? Vielleicht hast du auch schon einmal beobachtet, dass Mütter manchmal eifersüchtig auf ihre Töchter und Väter auf ihre Söhne sind? All das resultiert aus einem Mangel und einem Schmerz heraus, selbst zu wenig Liebe bekommen zu haben. Das heißt, es ist für sie schwierig, den Kindern die notwendige Liebe, die sie für ihr Wachstum brauchen, entgegenzubringen.

Respektlosigkeit und Ignoranz

Respektlosigkeit und Ignoranz sind weitverbreitete Phänomene und entstehen zumeist aus fehlender Liebe heraus oder sogar durch den Ausschluss aus der Familie. Kinder, die ihren Eltern in absoluter Respektlosigkeit gegenübertreten, machen sich keine Gedanken darüber, mit welchen Widrigkeiten diese in ihrem Leben konfrontiert waren, sondern versuchen nur, ihre Ansprüche, getrieben von einem fordernden Ego, unreflektiert durchzusetzen. In diesem Zusammenhang ist nicht unsere wahre Natur gemeint, sondern das materielle Ego. Ignoranz gegenüber den Bedürfnissen anderer Familienmitglieder führt zu Respektlosigkeit. Nicht wahrgenommen zu werden als Individuum, führt zu Ignoranz. Aussagen wie »Ist doch alles nicht so schlimm« zeigt eine Ignoranz gegenüber dem Schmerz des anderen. Niemand kann und darf beurteilen, ob eine Situation oder ein Schmerz schlimm sind oder nicht. Schmerz ist eine absolut individuelle Wahrnehmung, die jeder Mensch gemäß seinen Empfindungen und seinen eigenen Erfahrungen als stark oder als schwach erleben kann. Wir urteilen rasch im Rahmen unserer eigenen Empfindungen und es fällt uns oft schwer, uns in andere Menschen hineinzuversetzen. Empathie ist leider eine Eigenschaft, die immer mehr verschwindet.

Zwangsehen und Familiengesetze

Zwangsehen und Familiengesetze als Folge von Respektlosigkeit und Ignoranz gegenüber den Bedürfnissen des Individuums sind zwar in unserem westlichen Kulturkreis nicht mehr gängige Praxis, doch in anderen Kulturen auch heute noch an der Tagesordnung.

Doch auch bei uns werden immer noch »Zwangsehen« geschlossen, wenn auch weniger offensichtlich. Es werden Verbindungen zwischen Adligen protegiert, um eine Blutlinie aufrecht- und reinzuhalten, oder um zum Beispiel Firmenzusammenschlüsse zu vereinfachen. Es gibt Kinder, die schon früh im Leben auf bestimmte Regeln und Pflichten innerhalb der Familie eingestimmt werden, denn die Gesetze des Stammes, der Familie sind auch heute noch gültig. Wer von euch kennt nicht den Ausspruch »In unserer Familie gibt es das nicht, da wird das so gemacht«? Das ist ein Stammesgesetz, an das sich die Familienmitglieder zu halten haben. Gerade bei bekannten und adligen Familien wird das deutlich. Ein bestimmtes Benehmen in der Öffentlichkeit ist gang und gäbe, ein Protokoll ist einzuhalten. Wenn du dir erlaubst, etwas näher hinzuschauen, wirst du feststellen, dass es auch in deiner Familie sogenannte Stammesgesetze gibt. Wer kennt das nicht? An Weihnachten sitzt beispielsweise die Familie zusammen, denn es ist ja Weihnachten. Auch das ist ein Gesetz! Bei vielen ist Weihnachten der Anlass, der mit Emotionen für die einen, mit Freude für die anderen oder auch mit Unbehagen oder Gleichgültigkeit verbunden ist. Die Angst, gegen diese Gesetze zu verstoßen, hat damit zu tun, Sorge davor zu haben, in Ungnade zu fallen und aus dem Familienverbund ausgeschlossen zu werden.

Feigheit

Feigheit ist ein weiterer wichtiger Punkt in diesem Zusammenhang. Die Angst vor dem Familienausschluss führt dazu, dass viele lieber ihren Mund halten, als sich für andere Familienmitglieder einzusetzen. Sie sagen lieber nichts, weil sie ihre Zugehörigkeit zur Familie nicht aufs Spiel setzen möchten und verhalten sich damit feige. Die Menschen blicken immer mehr nur auf sich selbst und merken nicht, wie sie dadurch an Rückgrat verlieren, und das im wahrsten Sinne des

Wortes. Sich hinzustellen und die eigene Wahrnehmung und Wahrheit zu verkünden, ist schwierig geworden, denn das könnte dazu führen, in Ungnade zu fallen. Die Sorge, materielle Werte (das Erbe) zu verlieren oder die Zuneigung eines Elternteils nicht mehr zu bekommen, weil sie anderer Meinung sind, führt dazu, dass geschwiegen wird. Schweigen kann manchmal Gold sein, aber es kann auch feige sein und eine Verleugnung des eigenen Selbst, was wiederum zu einer Schwächung des Egos (Persönlichkeit) führen kann.

Wir verlernen zunehmend, uns für andere Menschen einzusetzen, stark zu sein und hinzusehen, wenn eine Ungerechtigkeit geschieht. Es ist so viel einfacher wegzuschauen. Vielleicht wird dir bewusst, dass auch du dich das eine oder andere Mal aus Trägheit, aber auch aus Angst vor Verlust, falsch und feige verhalten hast. Damit fängst du an, dich selbst zu verurteilen. Ich weiß, man kann sich nicht immer hinstellen und den Kopf für etwas hinhalten. Manchmal ist es der Unfriede einfach nicht wert. Doch wenn es sich um etwas handelt, was für dich wichtig ist, solltest du diesen Mut aufbringen. Andernfalls wirst du dich irgendwann nicht mehr im Spiegel betrachten können. Das kann bis zu einer Form der Selbstverachtung führen. Und es sind nur wenige zum Märtyrertum geboren.

Vielleicht fängst du an, andere zu verurteilen, sie als schwach und rückgratlos zu bezeichnen, doch eigentlich hast du dich rückgratlos verhalten. Verurteilen und Feigheit gehen gerne Hand in Hand. Wenn ich mutig bin, dann stelle ich mich hin und teile dem anderen mit, was mir nicht gefallen hat, oder was nicht mit meinen Werten übereinstimmt. Dadurch gebe ich dem anderen die Möglichkeit, sich zu erklären und so vielleicht einen Konsens zu finden. Andernfalls bist du schnell in der Position des Verurteilten, denn du hast etwas falsch gemacht! Gerade dieses Abstempeln findet sehr fein und leise statt. Und vielen Menschen ist nicht bewusst, wie schnell sie in dieses Verhalten fallen. Ich glaube, keiner von uns kann sich davon freisprechen. Doch maßgeblich ist, dass wir uns dessen bewusst und dadurch in der Lage sind, das eigene Verhalten zu korrigieren. Wir sind jetzt inkarniert und haben ein großes Lernfeld, um uns zu vervollkommnen. Und auch das gehört dazu. Menschsein ist nicht immer einfach, doch die Menschlichkeit sollte nie auf der Strecke bleiben.

Betrügereien, Erbstreitigkeiten und Ungerechtigkeiten

Innerhalb von Familien sind dies große Themen. Wie viel Leid und wie viel Schmerz wurden durch sie ausgelöst und zugefügt. Vielleicht hast du mein erstes Buch gelesen und bist dir bewusst geworden, wie viele Themen du bereits in dieses Leben mitbringst. Dass du dir genau DIE Familie ausgesucht hast, die dir die Lernerfahrungen verschafft, die für dich wichtig und lehrreich sind. Du kannst sie annehmen oder dich dagegenstellen. Es ist deine Entscheidung. Wenn du dich mit der Lehre von Ursache und Wirkung auseinandergesetzt hast, dann weißt du, dass dich dein Karma immer wieder in diesen Ausgleich bringen wird, weil du die Ursache dafür gelegt hast. Im Feld von Familie und Beziehungen darf dies oft sichtbar werden, damit etwas, was im Ungleichgewicht ist, ausgeglichen werden kann. Das hört sich sehr einfach an, ist aber meist mit viel Leid, Schmerz und auch körperlicher Qual verbunden.

Wer kennt nicht die niemals enden wollenden Erbschaftsstreitigkeiten, in denen es um Ungerechtigkeiten, Besitz und vieles andere geht. Manche können aus eigener Erfahrung davon berichten, andere haben es im Bekanntenkreis oder bei Freunden erlebt. Wenn du dich tiefer mit diesem Thema auseinandersetzt, wird dir vielleicht bewusst, dass es oft auch karmische Belastungen oder Ungleichgewichte sind, die damit ausgeglichen werden. Doch werden hier auch wieder neue Ungleichgewichte geschaffen – in Unkenntnis von Ursache und Wirkung.

Es gibt Eltern, die ein Kind bevorzugen und ein anderes vernachlässigen. Es gibt Kinder, die in Ungnade gefallen sind, weil sie gegen die »Familiengesetze« verstoßen haben. Hast du dir schon Gedanken darüber gemacht, dass genau dieser Verstoß gegen dieses ungeschriebene Gesetz nötig war, um Heilung in den Stamm zu bringen? Um etwas wieder in den Ausgleich zu bringen oder um etwas sichtbar zu machen? Was ist mit diesen unsäglichen Streitereien um ein Erbe, die am Ende vor allem einen Gewinn für die Anwälte mit sich bringen? Ich kenne Fälle, da gab es am Ende nur Verlierer und keine Gewinner. Das gesamte Erbe wurde benötigt, um die Anwälte zu bezahlen. Die Verbindungen innerhalb der Familie waren für immer zerstört. Das Vertrauen war dahin und die Wut und der Frust über all diese »**Ungerechtigkeiten**« unendlich groß. Scherben, die dadurch entstanden sind, sind schwer wieder zu kitten. Dafür würde es einiges an Bewusstheit für die komplizierten Zusammenhänge benötigen.

Ein materielles Erbe ist ein Geschenk der Eltern an ihre Kinder, sei dir dessen bewusst. Hast du dich schon einmal bei deinen Eltern bedankt für all das, was sie dir ermöglicht haben? Sei es eine ordentliche Ausbildung oder ein Fundament für eine Familiengründung? Die materielle Sicherheit, das Angebot der Großeltern, immer für die Enkelkinder da zu sein. Für viele ist das selbstverständlich, und sie machen sich wenig Gedanken darüber. Die Generation, die jetzt dabei ist, ihren Kindern etwas zu vererben, hat oft sehr viel Kraft und Fleiß in ihren materiellen Erfolg gesteckt und auf einiges verzichtet. Für viele Kinder ist es selbstverständlich, davon zu profitieren, in dem Gefühl, dass es ihnen von Rechts wegen zusteht.

Streitigkeiten, mit denen sich Gerichte befassen müssen, sind manchmal völlig abstrus und haben oft wenig mit Fakten zu tun, sondern beruhen häufig auf dem subjektiven Gefühl, zu kurz gekommen zu sein. Dem anderen etwas nicht gönnen zu können und dem Wunsch, zu besitzen, was der andere hat. Doch meistens geht es um etwas anderes, nämlich um Liebe. Anstelle von Liebe wird der Wunsch nach Materie in den Vordergrund gerückt. Ein Verhalten, das weit in die Kindheit zurückführt und schon mit den ersten Prägungen entstanden ist. Doch egal wie: Irgendwann werden wir erwachsen und müssen lernen, die Verantwortung für uns selbst zu übernehmen. Damit meine ich nicht nur die materielle Verantwortung, sondern auch die Verantwortung für unsere Gefühle, unsere Blockaden und Programmierungen. Aus solchen Erbstreitigkeiten, wie sie immer wieder vorkommen, resultieren große Verletzungen, aber auch Wut und Zorn, Hilflosigkeit und Unverständnis. Die Folgen davon sind großer Schmerz, zerbrochene Beziehungen und negative Auswirkungen auf die körperliche Gesundheit.

Diese innere Wut und der Zorn, die entstehen können, sind destruktiv und zerfressen sowohl deine Seele als auch dein Herz und lassen deinen Körper krank werden. Ich glaube, es gibt nichts Schlimmeres für den Körper als Aggression, Wut, Zorn und Hilflosigkeit, die nach innen gerichtet sind. Deshalb ist es essenziell, diese Emotionen nach außen zu bringen, jedoch in einer konstruktiven Form, ohne jemandem Schaden zuzufügen. Solange sie in deinem Inneren wüten, wirst du nicht glücklich werden und dich nicht innerlich frei fühlen können.

Morde und andere Verbrechen

Weitere Themen, die den Schmerzkörper der Ahnen maßgeblich prägen, sind Morde und andere Verbrechen, die innerhalb einer Familie oder eines Ahnenstammes passieren.

Gerade in früheren Generationen kam es immer wieder vor, dass Verbrechen, ja, sogar Morde, vertuscht wurden, um ein Familienmitglied zu schützen. Auch wenn ein Mord verborgen werden konnte, heißt das nicht, dass er nicht geschehen ist. Er hat energetisch seine

Spuren im Stamm hinterlassen. Einzelne Nachkommen büßen über bis zu sieben Generationen dafür, weil sie eine bestimmte Resonanz in ihrem eigenen Schmerzkörper dazu aufweisen. Ich habe in den Ahnenclearings mit meinen Klienten immer wieder festgestellt, dass in Familien mit großem Schmerzkörper die »gleichen« Seelen oft erneut inkarnieren, um Buße zu tun und um endlich in die Vergebung zu kommen. Erst dann ist ein Heilungsprozess möglich.

Jedes Verbrechen, das ungesühnt bleibt, hinterlässt seine Spuren im Ahnenstamm. Die Auswirkungen können vielfältig sein. Sei es, dass plötzlich sogenannte »Erbkrankheiten« aufkommen, oder wenn Morde passiert sind, sich ein Verbrechen wiederholt. Es muss nicht immer gleich ein Mord sein, es kann sein, dass Gewalt ein Thema in dieser Familie ist, und die Menschen fragen sich, woher das kommen mag. Vielleicht hörst du dann, dass schon der Großvater seinem Sohn gegenüber gewalttätig war. Es wird einfach davon ausgegangen, dass die Kinder von den Eltern gelernt haben, oder dass sie konditioniert wurden, um ähnliche Verhaltensweisen anzunehmen. Wenn wir dann aber weiter zurückgehen, stellt sich heraus, dass vier oder fünf Generationen zuvor ein Verbrechen passiert ist und das Opfer keine Gerechtigkeit erfahren hat. Die Familie hat den Täter geschützt, ja, sogar das Verbrechen vertuscht, um der Familie keine Schande aufzubürden. Zu diesem Zeitpunkt hat man das als richtig erachtet. Doch Energie vergisst niemals und die Information bleibt immer im Feld bestehen, egal ob man sich daran erinnert oder nicht. Ein Verbrechen, ganz gleich welcher Art, das verschleiert wurde und keiner Gerechtigkeit zugeführt worden ist, bleibt immer als eine Dysbalance im Familienstamm bestehen. Vergiss das nie!

Die Entwicklung unserer Individualität hat dazu geführt, dass wir uns nicht mehr den Gesetzen der Familie unterordnen, sondern uns diesen entziehen. Wir möchten nicht mehr diese in Stein gemeißelten Normen, sondern mit Menschen zusammenleben, die uns in unserem

Sein unterstützen, die uns so sein lassen, wie wir sind. Wir möchten uns so entfalten, wie es uns entspricht. Egal, ob die Familie einverstanden ist oder auch nicht. Hier hat sich eine große Entwicklung vollzogen. Die Menschen sind dabei, sich aus diesem Konstrukt zu befreien. Diese alten Strukturen und uralten Verstrickungen machen uns zunehmend krank. Sie haben Korruption zur Folge, indem sie dazu geführt haben, dass die eigenen Familienmitglieder unterstützt wurden. Sie haben sie in die richtigen Positionen gebracht, nur weil sie einem bestimmten Stamm entsprungen sind.

Individualität heißt für mich, ich werde als das gesehen, was ich bin und nicht als das, was mein Stamm aus mir gemacht hat. Das heißt nicht, dass ich mich meinem Stamm entgegenstellen muss. Die Entwicklung innerhalb eines Stammes kann stehen bleiben, weil sich die Nachkommen immer wieder der vorderen Ahnenreihe untergeordnet haben. Dadurch findet keine Entwicklung mehr statt, und wir sind das Produkt einer statischen Ahnenreihe. Wir sind ein zutiefst konditioniertes Wesen, das die eigene Verantwortung nach und nach verloren hat. Getrieben von der Angst, die Zugehörigkeit zur Familie, zum Stamm und damit zu der Ahnenreihe zu verlieren. Dies kann in vielen Familien beobachtet werden. Angehörige, die alles unternehmen, um ja nicht aus der Reihe zu tanzen und dadurch ihre eigene Entwicklung aus den Augen verlieren. Hier möchte ich nochmals erwähnen, dass nicht der vollständige Bruch mit der Familie eine Lösung sein muss. Doch manchmal ist dieser Bruch nötig, damit Distanz entsteht und sich dadurch eine andere Perspektive ergeben kann.

Verurteilung und Denunziation

Menschen zu verurteilen oder zu denunzieren, ist ebenfalls ein Verbrechen. Wie kann es sein, dass du dir zugestehst, über andere zu richten? Du wirst niemals die Schuhe des anderen tragen, auch wenn du das Gefühl hast, etwas zu verstehen. Verurteilungen, die ohne jeglichen Hintergrund geschehen, können enormen Schaden anrichten. Mit Schuldzuweisungen ist der Mensch leider sehr schnell, oft sogar durch Informationen aus dritter und vierter Hand oder vom Hörensagen. Vermutlich hat jeder von euch schon einmal erlebt, wie es sich anfühlt, für etwas verurteilt zu werden, von dem er keine Ahnung hat, warum es genau passiert ist. Es kann sein, dass es sich um einen Karma-Ausgleich handelt oder darum, dass man selbst erfährt, wie es sich anfühlt, abgekanzelt zu werden und dadurch aufmerksamer und vorsichtiger wird, wenn man selbst dazu neigt, andere zu verurteilen.

Verurteilungen oder Denunziationen können großen Schaden anrichten, sogar in einen Rufmord münden und als blockierende Energie im Ahnenfeld erhalten bleiben. Sei es, dass die Nachkommen immer wieder damit konfrontiert werden oder schlecht über sie geredet wird. Vielleicht müssen sie erfahren, wie es sich anfühlt, denunziert zu werden. Vielleicht standen sie vor drei oder vier Generationen an der Stelle des Verurteilten oder des Denunzianten. Ich verstehe, dass du in deinen verschiedenen Inkarnationen immer wieder beide Seiten eingenommen hast, doch irgendwann wird es nötig sein, um Verzeihung zu bitten, aber auch dir selbst zu vergeben, damit du zu deinem eigenen inneren Frieden finden kannst. Im Verzeihen liegt eine enorm große Kraft des Friedens. Und ohne Vergebung ist kein Frieden möglich.

Kuckuckskinder

Kuckuckskinder werden oft wie ein großes Geheimnis innerhalb von Familien gehütet. In vielen Fällen wissen nicht einmal die direkt Beteiligten Bescheid. Das war in früheren Generationen so, und es ist auch heute manchmal noch so. Es ist, als würde ein blinder Fleck im Ahnenfeld entstehen – ein Fleck, der sorgsam unter Verschluss gehalten oder versteckt wird. Ein Schandfleck, auf den niemand schauen möchte, denn er erinnert immer wieder an das, was passiert ist. Ja, sogar das Kind selbst erinnert durch sein Aussehen oft immer wieder daran, dass hier irgendetwas nicht stimmt oder etwas anders ist als bei seinen Geschwistern. Das Nichtwissen ist oft schlimmer als das Wissen; denn Wahrheit schafft Klarheit. Diese blinden Flecken werden leider nicht von selbst verschwinden. Irgendwann ist der Moment da, und es gilt hinzusehen und wahrzunehmen, was da genau verborgen ist und geschieht. Ansonsten kann sich dieser blinde Fleck irgendwann verselbstständigen, mächtig und groß werden und dadurch eine Störung erzeugen, die das Ahnenfeld zusehends blockiert und an die Kinder weitergegeben wird. Diese schweren Blockaden können dazu führen, dass es irgendwann keine Nachkommen mehr gibt.

Ich glaube, es gibt viel mehr sogenannte Kuckuckskinder, als wir ahnen. Kinder, die von einem anderen Vater gezeugt wurden und dann als »Fremdling« in der Familie der Mutter aufwachsen. Meist ist es eher die Mutter, die ein Kuckuckskind in die Familie bringt. Vielleicht ist es ihr nicht einmal bewusst, dass bei einem Seitensprung ein Kind gezeugt wurde. Vielleicht wäre diese Wahrheit auch zu heftig gewesen und sie hat sich nicht erlaubt, sie zuzulassen. Schwierig wird es aber dann, wenn die äußere Erscheinung völlig anders ist als die der bereits geborenen Kinder. Dann kann das Geheimnis oftmals nicht mehr verborgen bleiben.

An dieser Stelle geht es nicht darum, diese Mutter zu verurteilen, da wir ihre Beweggründe nicht kennen. Es geht vielmehr darum zu verstehen, dass dieses Kind keine geklärten Wurzeln mit auf seinen Lebensweg bekommen hat, denn es hat weitere zusätzliche Ahnenkräfte. Ganz gleich, ob es seinen Vater oder seine Eltern kennt, dieses Kind hat andere Wurzeln und somit völlig andere Ahnenverbindungen, die auf sein Leben einwirken. Vielleicht fühlt es sich als Außenseiter, spürt, dass es »anders« ist oder fühlt sich nicht zugehörig. Es gibt zahlreiche unterschiedliche Ausprägungen und Auswirkungen. Viele Kuckuckskinder sind sich dessen nicht bewusst, weil sie nie zu hören bekommen haben, dass vielleicht der Vater oder auch die Mutter andere Wurzeln haben und nicht zur Familie gehören.

Bei Adoptivkindern verhält es sich ähnlich. Ihre Wurzeln sind gekappt, weil sie sich weder ihren genetischen Eltern noch ihren Adoptiveltern zugehörig fühlen. Oft überkommt diese Kinder die Ahnung, dass ihre Eltern nicht ihre genetischen Eltern sind. Das kommt daher, weil sie keine genetische Prägung ihrer Adoptiveltern aufweisen. Selbstverständlich spricht nichts gegen eine Adoptionen, doch sollten sich die Eltern darüber im Klaren sein, dass die Ahnenfelder der genetischen Eltern ihre Wirkung genauso entfalten wie die Konditionierung der Adoptiveltern. Oft vermissen diese Kinder ihre Wurzeln und wissen nicht so recht, weshalb sie sich heimatlos und nicht zugehörig fühlen. Keine klaren Wurzeln zu spüren, zeigt sich oft im Lebenslauf dieser Menschen durch fehlendes Selbstwertgefühl oder fehlende Selbstliebe, da das natürliche Fundament fehlt. Für eine Adoptivfamilie ist dies wichtig zu verstehen.

Adoptivkinder fühlen sich häufig weder der Herkunftsfamilie noch der Adoptivfamilie zugehörig. Weil die wenigsten einen Bezug zu ihrer Herkunftsfamilie haben oder diese persönlich kennen, kommt ein innerer Druck dazu, herauszufinden, wer die Herkunftsfamilie ist. Für die meisten ist es sehr schwierig, vielleicht weil Dokumente fehlen oder falsche Angaben gemacht wurden. Leider ist es manchmal auch so, dass Adoptionen nicht rechtmäßig abgelaufen sind. Diese Unregelmäßigkeiten kommen aber immer häufiger ans Licht und sind mittlerweile auch einer breiteren Öffentlichkeit bekannt. Natürlich kann es etwas ändern, wenn ein Bezug zur eigenen Herkunftsfamilie hergestellt werden kann. Doch ich kann mir vorstellen, dass diese innere Zerrissenheit nie ganz verschwinden wird. Sie kann vielleicht mithilfe von geeigneten Therapien teilweise überwunden und in das Leben integriert werden, damit der Schmerz erträglich wird und das Leben nicht mehr davon bestimmt wird. Vermutlich werden jedoch immer beide Teile eine Rolle spielen, die genetische Herkunft ebenso wie die Herkunft und die Konditionierung – die Prägung und die Erziehung durch die Adoptiveltern und ihr Verhalten. Die genetische Prägung wird über sieben Generationen durch das unsichtbare Feld der Ahnenenergie mitbestimmt.

Die Herkunftsfamilie zu »verherrlichen« oder die Adoptivfamilie zu »verteufeln«, wird diese innere Zerrissenheit nicht heilen. Aus beiden Kulturen oder aus beiden Familien das Beste in sein Herz aufzunehmen und zu verinnerlichen wäre das Beste, denn man kann nie sagen, wie das Leben ohne die Adoption verlaufen wäre. All das wären nur Mutmaßungen und keine Erfahrungen. Gerade bei Menschen, die in völlig anderen Kulturen mit völlig unterschiedlichen Lebensgewohnheiten geboren sind, ist es wichtig, sich auch hier die guten Dinge oder Lebensarten herauszufiltern und zu verinnerlichen. Es kann auch zu einer Chance werden, unterschiedliche Lebensweisen zu vereinen und dadurch offen für ein Anderssein, für fremde Lebensarten, aber auch offen für andere Gepflogenheiten und für das Beste aus beiden Kulturen zu sein.

Wir wissen heute, dass viele Kinder unrechtmäßig ihren Eltern entwendet und an willige Adoptiveltern verkauft worden sind. Hier hat meine Nichte und mein Patenkind Sarah Ramani, geboren in Sri Lanka, sehr viel Aufklärungsarbeit geleistet (https:/backtotheroots.net). Diese Arbeit ist sehr wichtig, ist aber erst ein Anfang. Es wird noch Einiges brauchen, bis dieses dunkle Kapitel in der Geschichte von Adoptionen aufgearbeitet ist. Durch DNA-Tests waren viele erfolgreiche Familienzusammenführungen möglich, doch es gibt nach wie vor sehr viele Adoptierte, die bis heute keinen Kontakt zu ihren genetischen Eltern gefunden haben und wohl auch nie finden werden. Dieser Teil der Wurzeln wird auch weiterhin fehlen und muss von den Betreffenden in einem langsamen Prozess selbst erarbeitet werden. Ein Prozess, der sicher lohnenswert ist und wiederum den eigenen Kindern zugutekommt.

Das Ahnenfeld der genetischen Eltern wird nicht ohne eine Auswirkung bleiben, egal, ob du weißt, wer deine genetischen Eltern sind oder nicht. Versöhnung und Verzeihen sind fundamental und Teile deiner eigenen Befreiung. Vergebung gehört zum Prozess der eigenen Wurzelbildung, denn er führt zu dir selbst. Das ist wichtig, denn das Ziel ist es, sich selbst aus Verstrickungen, Opferhaltung und Duldung hinauszubewegen. Es darf niemals um Vergeltung oder Verurteilung gehen, denn das schafft wieder eigenes Karma und macht die Verstrickungen noch größer.

All dies ist eine Auswahl von Themen, die einen maßgeblichen Einfluss auf die Energie des Ahnenfeldes und die Veränderung der nachfolgenden Generationen ausüben. Es hat eine unmittelbare Auswirkung auf einzelne Menschen, sei es körperlicher oder psychischer Art. Manchmal kann ich diese Verstrickungen, diese Auswirkungen im Energiefeld von einzelnen Familienmitgliedern spüren. Es fühlt sich wie eine klebrige und dunkle Masse im Energiefeld an, so ähnlich wie flüssiges Bitumen. Vielleicht kennst du diese schwarze, zähflüssige Masse, die sich einfach nicht mehr von den Schuhsohlen entfernen lässt? Nur dass diese hier nicht an den Schuhsohlen haftet, sondern an die Energiefeldern der Menschen. Es sind die Verstrickungen im

Ahnenfeld, die Verstrickungen unter den einzelnen Generationen, die dir anhaften, und zwar so lange, bis sie geklärt sind.

Dieses Feld beeinflusst einzelne Familienmitglieder mehr und andere weniger. Warum ist das so? Nicht, weil einer besser oder schlechter ist, sondern es ist dazu eine Resonanz in deinem eigenen Feld nötig. Das heißt, dass es eine Entsprechung zum Lebensplan dieser individuellen Seele gibt, damit sie wachsen kann. Genau deshalb hat sie sich dieses Familienfeld als neue Inkarnation ausgesucht, denn das Familienfeld steht in Resonanz zu ihrem eigenen Energiefeld. Nun gibt es aber noch weitere Auswirkungen, die eine Rolle auf dich als Individuum und auf das Ahnenfeld haben. Mehr dazu erfährst du im nächsten Kapitel.

5 | Epigenetik, DNA und Telegonie

Epigenetik ist ein Thema, das mittlerweile ein breiteres Umfeld und auch mehr Anklang in der Bevölkerung gefunden hat. Sogenannte Epigenetik-Therapeuten schießen wie Pilze aus dem Boden. Doch was bedeutet Epigenetik eigentlich, und wie ist ihre Auswirkung auf unsere DNA? Hier geht es nicht um Veränderungen der Genetik als solche, sondern es handelt sich um chemische Modifikationen (Abwandlungen) der DNA selbst beziehungsweise der Proteine. Diese Modifikationen regulieren, wie und ob überhaupt ein Gen abgelesen wird. Welche internen und externen Faktoren führen dazu, dass epigenetische Modifikationen ausgelöst werden? Folgende Einflüsse spielen eine Rolle:

1. **Ernährung**: Eine schlechte Ernährung mit Transfetten und vorwiegend Fast Food oder eine einseitige Ernährung ohne die für Körper und Wachstum notwendigen Vitamine und Mineralstoffe hat einen Einfluss auf die biochemischen Prozesse in unserem Körper und somit auf die Art und Weise, wie Signale in unserem Körper und unserer DNA verarbeitet werden.

2. **Umweltgifte**: Wir sind den unterschiedlichsten Umweltgiften ausgesetzt. Dies können Schadstoffe wie Schwermetalle, Pflanzenschutzmittel und Mikroplastik sein. Viele dieser Umweltstoffe finden sich in der Natur und damit in unserer Nahrung und in unserem Wasser. Medikamente haben ebenso einen epigeneti-

schen Einfluss, sei es in Form einer positiven Wirkung oder auch als Nebenwirkung.

3. **Stress**: Stress hat einen starken Einfluss. Psychischer, aber auch physischer Stress kann epigenetische Veränderungen hervorrufen. Da reicht schon eine stressige Umgebung mit Lärm und Gestank. Stress führt zu einer erhöhten Produktion von Cortisol (Stresshormon), das zu einer Modifikation in bestimmten Genen führen kann.

4. **Entwicklung in der Schwangerschaft**: Während der Entwicklung des Embryos gibt es kritische Phasen, in denen epigenetische Einflüsse auftreten, die die Entwicklung und die Unterscheidung von Zellen steuern. Eine kritische Phase ist unmittelbar nach der Befruchtung. In dieser Phase reagiert der Embryo sehr empfindlich auf äußere Einflüsse. Die nachfolgenden Zellteilungen, bevor sich der Embryo im Uterus einnistet oder das Bilden der drei Keimblätter, aus denen später die Organe gebildet werden, finden ungefähr in der dritten Woche statt und sind ebenso eine kritische Phase. Es gibt noch weitere kritische Phasen, doch darauf möchte ich an dieser Stelle nicht näher eingehen.

5. **Soziales Umfeld**: Bei Kindern spielt die Art der mütterlichen Fürsorge eine große Rolle. Wächst das Kind in einer intakten Partnerschaft auf oder nicht? Ist das persönliche Umfeld ein Ort der Ruhe und der Harmonie, fühlt es sich üblicherweise geborgen und aufgehoben. Studien haben gezeigt, dass Faktoren wie mütterliche Fürsorge in der Kindheit epigenetische Veränderungen bei den Nachkommen beeinflussen, positiv und negativ.

6. **Krankheiten**: Infektionen oder chronische Krankheiten können zu einer epigenetischen Veränderung führen und eventuell genetisch angelegte Krankheiten fördern.

7. **Suchtverhalten**: Rauchen, Drogen und Alkohol werden auch mit epigenetischen Veränderungen in Verbindung gebracht, insbesondere mit Veränderungen in der DNA-Methylierung, also der chemischen Abänderung an den Grundbausteinen der Erbsubstanz einer Zelle.

Viele Faktoren spielen eine Rolle, seien es einzelne oder eine Kombination aus mehreren. Ihre Auswirkungen können zeitlich begrenzt oder anhaltend sein. Das Leben, ja das menschliche Wesen, ist ein hochkomplexes System und braucht Pflege und Hege, damit es gedeihen kann.

Die gute Nachricht ist, dass viele epigenetische Veränderungen durch einen Wandel des Lebensstils oder durch einen Wechsel des Umfeldes potenziell reversibel sind. Genau in den Bereichen, in denen sie entstanden sind und die zuvor erwähnt wurden. Eine gesunde Ernährung führt nicht nur zu einer Verbesserung von Körperzustand und Wohlbefinden, sondern kann auch epigenetisch entstandene Schäden wieder reparieren. Genauso ist es nötig, ein Umfeld, das krank macht, zu verlassen.

Eine gute Umgebung und ein achtsames Verhalten sind auch bei der Geburt unerlässlich. Das Neugeborene befindet sich nach der Geburt im Zustand der Doppelatmung und bekommt als Erstes den Sauerstoff und die Nährstoffe durch die Nabelschnur. Die Lungen brauchen etwas Zeit, bis sie vollumfänglich aktiviert sind. Aus diesen Gründen sollte die Nabelschnur niemals sofort nach der Geburt durchtrennt werden. Im Blut der Plazenta steckt das gesamte Spektrum der natürlichen Immunität. Wenn die Nabelschnur nicht zu schnell durchschnitten wird, kann die Kraft des Blutes von der Plazenta in das Kind fließen. Durch dieses Blut gewinnt das Kind eine starke Immunität für seinen weiteren Lebensweg. Dies ist ein Hinweis an zukünftige oder bereits schwangere Mütter. Dein Kind wird es dir durch eine gesunde Entwicklung danken.

Da wir gerade bei der Entwicklung des Kindes sind, möchte ich an dieser Stelle ein weiteres Thema kurz ansprechen: die **Telegonie**. Die meisten Leser werden sich jetzt fragen, was das ist. Telegonie ist die These, dass die Eigenschaften eines Individuums nicht nur durch die Gene der biologischen Eltern bestimmt werden, sondern auch durch die genetische Information oder den Einfluss der vorherigen Sexualpartner der Mutter. Insbesondere soll der erste Sexualpartner die stärkste Information hinterlassen. Im 17. und 18. Jahrhundert war das eine gängige Annahme. Dieses Konzept entstand vor der modernen Genetik, wie wir sie heute kennen. Ich gehe davon aus, dass der Einfluss auf der feinstofflichen Ebene stattfindet. Ich finde es auf jeden Fall interessant und lohnenswert, sich darüber Gedanken zu machen. Jeder intime Kontakt, den wir im Leben haben, verursacht eine eigene Spur an Informationen. Vor allem der erste sexuelle Kontakt hinterlässt im Körper der Frau einen genetischen Fingerabdruck. Alle Kinder tragen den genetischen Abdruck des ersten Mannes ihrer Mutter in sich. Verhütung spielt dabei keine Rolle, weil die entscheidenden Informationen über das Photonenfeld des Spermiums übertragen und in der Eizelle hinterlegt werden. Es gibt Studien mit Fruchtfliegen, die diesen Zusammenhang bestätigen.

Dieses Gebiet ist aber offenbar nicht interessant genug, um wissenschaftlich untersucht zu werden. Ich bin aber der Meinung, dass es hilfreich sein kann, sich ein paar Gedanken darüber zu machen. Vielleicht schaust du dir deine vergangenen Partner etwas näher an? Wenn Telegonie funktioniert, würde das die Auswahl des zukünftigen Partners beeinflussen, unter Umständen sogar die Evolutionstheorie und es hätte vermutlich auch gesellschaftliche Auswirkungen.

Doch gehen wir noch einmal zurück zu den epigenetischen Auswirkungen. In den letzten Jahren hat sich immer deutlicher herausgestellt, dass ebenso traumatische Erfahrungen zu epigenetischen Veränderungen führen können. Traumatische Erfahrungen, insbesondere die, die man in der Kindheit gemacht hat, können zu anhaltenden

Veränderungen in der Stressreaktion des Körpers führen. Obwohl es noch ein kontroverses Forschungsfeld ist, gibt es Hinweise, dass diese epigenetischen Markierungen, die aufgrund traumatischer Erfahrungen entstanden sind, an nachfolgende Generationen weitergegeben werden. Hier sind wir wieder beim Thema des Schmerzkörpers der Ahnen, von der epigenetischen Seite aus erklärt. Mittlerweile ist bekannt, dass epigenetische Veränderungen die Entwicklung und die Funktion des Gehirns beeinflussen. Dies könnte auch erklären, warum Menschen, die Traumata erleben, Veränderungen in den Bereichen des Gehirns aufweisen, die mit Emotionen, Gedächtnis und Selbstregulation in Verbindung stehen.

Ich arbeite schon länger mit Menschen und löse deren Blockaden, und mir ist schon seit mehreren Jahren bewusst, dass wir die Muster und Blockaden nur dann nachhaltig lösen können, wenn wir diese nicht nur im feinstofflichen Körper entfernen, sondern auch in der Zelle. Im Grunde ist das nichts anderes, als dass ich die epigenetischen Markierungen und deren negative Auswirkungen wieder rückgängig mache.

Ein wichtiges Fazit ist: Epigenetische Veränderungen können potenziell reversibel sein und sich im Laufe des Lebens wandeln. Ein bewusstes Leben, in einer harmonischen und freudvollen Umgebung, schützt uns vor ihnen. Gesunde Ernährung, ein Lebensstil mit Bewegung und in Achtsamkeit sind der beste Schutz vor diesen epigenetischen Einflüssen, die jeder für sich selbst beeinflussen kann. Aber auch die Erkenntnis, dass epigenetische Veränderungen unter bestimmten Umständen von einer Generation zur nächsten weitergegeben werden können. Dies wird als »transgenerationelle Epigenetik« bezeichnet. Es ist ein Bereich, der in den letzten Jahren zunehmend erforscht wurde.

Eine amerikanische Studie, die nach den Terroranschlägen am 11. September 2011 die epigenetischen Effekte untersuchte, legte dar, dass die Traumata, die dieses Ereignis auslöste, nicht nur auf diejenigen Auswirkungen hatten, die es direkt erlebten, sondern auch auf ihre ungeborenen Kinder. Die Studie konzentrierte sich auf Frauen, die am 11. September 2011 schwanger und von den Ereignissen direkt betroffen waren. Sei es, dass sie sich in der Nähe des World Trade Centers aufhielten oder durch die Anschläge einen engen Verwandten verloren. Man fand heraus, dass ihre Kinder, die nach den Anschlägen geboren wurden, Anzeichen einer veränderten Stressreaktion zeigten. Dies wurde durch das Messen des Gehalts von Stresshormonen wie Cortisol sichtbar gemacht.

Diese Studie liefert Hinweise darauf, dass traumatische Erfahrungen, die während der Schwangerschaft gemacht werden, epigenetische Veränderungen im ungeborenen Kind hervorrufen können und die zukünftige Stressreaktion sowie den Umgang damit beeinflussen. Das sind interessante und wichtige Erkenntnisse, die jedoch nur einen Teil eines komplexen Bereichs abbilden. Doch kann eine solche Studie zu einem besseren Verständnis in Bezug auf traumatische Ereignisse gegenüber epigenetischen Prozessen beitragen und die dabei wirkenden Prozesse sichtbar machen?

Ich möchte noch auf eine weitere Thematik eingehen, und zwar auf unsere DNA. Es gibt mittlerweile Hypothesen, die besagen, dass Photonenlicht einen direkten Einfluss auf die Entwicklung unserer DNA und dadurch auf die Bewusstseinsentwicklung des Menschen hat. Dadurch können schlafende Gene aktiviert werden, die zu höheren kognitiven Fähigkeiten und einer verbesserten Selbstheilung führen können, ja, sogar zu einer verlängerten Lebensdauer. Eine verbesserte Kognition würde es ermöglichen, Probleme schneller und effektiver zu lösen und zudem die emotionale Intelligenz fördern. Grundsätzlich könnte das zu mehr Wohlbefinden und emotionaler Ausgeglichenheit führen. Mit meiner Lichtkinesiologie oder Photonenspiegelarbeit erreiche ich heute die effizienteste und stärkste Veränderung beim Lösen von Blockaden. Also scheint Licht eine große Rolle zu spielen, primär kohärentes Licht. Mittlerweile gibt es Studien, die untersuchen, wie Licht und bestimmte Frequenzen die biologischen Prozesse beeinflussen.

Es gibt Forschungen zur Wirkung von niedrig energetischem Licht auf Zellen und Gewebe, und ob es zur Wundheilung oder Schmerzlinderung eingesetzt werden kann. Zum heutigen Zeitpunkt sind die Ergebnisse noch nicht aussagekräftig. Wenn wir jedoch die Natur betrachten, wissen wir, dass Licht einen enormen Einfluss auf die Pflanzen und ihr Wachstum hat. Also gehe ich davon aus, dass es diesen auch auf die menschliche DNA hat.

In spirituellen Traditionen spielt Licht eine symbolische Rolle auf dem Weg zur Erleuchtung. Wenn bestimmte Lichtfrequenzen eine Beschleunigung auf dem Weg der spirituellen Ganzheit bewirken, kann das das menschliche Bewusstsein direkt beeinflussen. Es gibt viele Völker und Kulturen, die die Sonne als lebensspendend und heilend verehrt haben. Ich bin sicher, dass Licht in den verschiedensten Frequenzen einen Einfluss auf alles Leben und deren Ursprung hat.

Wir scheinen noch ziemlich am Anfang zu stehen, was die Entschlüsselung der Epigenetik und DNA im Zusammenhang mit Traumata, aber auch mit Licht, zutage bringen wird. Die Auswirkungen auf den Menschen, auf Tiere und die Natur scheinen groß zu sein. Ich persönlich bin in Sorge, was all die genetischen Veränderungen im Bereich der Pflanzen mit uns Menschen machen.

6 | Kollektives Unterbewusstsein

Im vorherigen Kapitel habe ich detailliert aus verschiedensten Perspektiven und anhand von Beispielen beschrieben, was alles zur Entstehung des Schmerzkörpers des Ahnenfeldes beiträgt, aber auch was ihn zusätzlich »füttert« und groß macht. All das führt zu Veränderungen in seiner Energie, was direkt und indirekt auf das Verhalten von einzelnen Familienmitgliedern einen Einfluss haben kann. Es handelt sich hier um ein sehr subtiles Feld, das sich mal mehr, mal weniger bemerkbar macht.

All diese Themen, dein persönlicher Schmerzkörper, der Schmerzkörper der Ahnen, dazu die epigenetischen Einflüsse, sammeln sich gleichzeitig im kollektiven Unterbewusstsein und werden ein Teil davon. Somit werden wir indirekt geprägt, denn das kollektive Unterbewusstsein prägt die Menschheit mit dem, was in diesem »Pool« enthalten ist. Jedes Wesen auf der Erde trägt seinen Anteil zum kollektiven Unterbewusstsein bei.

Viele Menschen würden gerne ihr Umfeld, ja, sogar die Energie des kollektiven Unterbewusstseins verändern und sind sich kaum bewusst, dass eine Veränderung des kollektiven Unbewusstseins nur durch jedes einzelne Individuum möglich ist. Alles, was lebt, nimmt Energie auf und gibt Energie ab, jedoch verändert und angereichert durch die Information des betreffenden Individuums. Das bedeutet, die Informationen des betreffenden Individuums fließen in das kollektive Unterbewusstsein ein. Ein Beispiel: Du bist wütend oder zornig, ausgelöst durch wen oder was auch immer. In diesem zornigen Moment gibst du genau diese wütende, zornige Energie an das kollektive Unterbewusstsein weiter. Egal, ob du deine Wut auslebst oder diese unterdrückst, die Energie deiner Wut oder deines Zorns ist eine Information, ob diese für andere sichtbar ist oder nicht. Die Information ist da und wird weitergegeben. Wir unterschätzen immer noch das Thema »Information«, denn nichts anderes ist das kollektive Unterbewusstsein. Es ist ein großer »Pool« von Wissen aller Individuen, von all dem, was in Äonen angesammelt wurde, sei es, dass etwas gedacht oder ausgesprochen worden ist. Ein Pool, der sich durch und mit der Menschheit weiterentwickelt. Wir Menschen sind dafür verantwortlich, und zwar jeder einzelne von uns. Das ist Selbstverantwortung.

Es gibt ein schönes Sprichwort: »Bevor wir andere kritisieren oder belehren, sollten wir zuerst vor der eigenen Haustüre kehren.« Eine »wahre« Aussage und eine wichtige Bedeutung, auch wenn das Ausmaß nicht immer leicht zu verstehen ist. Was ist also damit gemeint? Wenn ich darauf achte, meine Probleme, meine Unzulänglichkeiten und Unstimmigkeiten zu lösen, dann füttere ich das kollektive Unterbewusstsein auch nicht mehr mit meinem Chaos oder mit meiner Angst, dadurch wird das kollektive Unterbewusstsein unbelasteter. Wenn ich mir bewusst bin, dass ich in den verschiedensten Inkarnationen einige Miss-Schöpfungen erschaffen habe und diese auch weiterhin Teil des kollektiven Unterbewusstseins sind, fange ich an, mir Gedanken zu machen. Gedanken darüber, was noch alles im kollektiven Unterbewusstsein gespeichert ist.

Angst und Panik sind niedrige Schwingungen, die weitere niedrige Schwingungen anziehen. Wenn ich darauf achte, mein eigenes Energiefeld und mein Umfeld zu klären und die Energie zu erhöhen, es feiner zu machen und in der Liebe bin, leiste ich mit meinem Verhalten einen Beitrag zur Veränderung des kollektiven Unterbewusstseins. Das ist der springende Punkt: Ich selbst bin dafür mitverantwortlich. Es nützt nichts, mit dem Finger auf andere zu zeigen und von ihnen zu fordern, dass sie doch endlich einmal hinschauen und sich verändern sollen. Darum geht es nicht! Die Frage sollte lauten: Was kann ich bei mir und in meinem direkten Umfeld durch mein Verhalten verändern? Wie kann ich meine Blockaden lösen und auf diese Weise indirekt die Energie meines näheren Umfeldes anheben und verwandeln? Wie gehe ich mit meinen unerlösten Anteilen, mit meiner Wut, meinem Zorn und mit meiner Angst um?

> Verändere dich selbst,
> dann veränderst du deine Umgebung!

Wie oft höre ich von Klienten: »Wenn sich nur mein Mann (oder meine Frau) verändern würde, dann könnten wir eine zufriedene Ehe führen.« Nein, so geht das leider nicht, denn hier wird nur der Wunsch geäußert, dass der andere sich doch anpassen möge an die Vorstellungen des Partners. Das hat nichts mit einer gut funktionierenden Beziehung zu tun. Natürlich sind Kompromisse in einer Partnerschaft nötig, doch müssen diese ausgewogen sein. Beide sollten etwas dazu beitragen, damit eine natürliche, fließende Energie entstehen kann.

Etwas zur Klärung des kollektiven Unbewusstseins beizutragen, heißt für mich, all seine Miss-Schöpfungen aus all seinen Inkarnationen, also alle von uns erschaffenen Kreationen zu sich zurückzuholen, zu akzeptieren und somit zu integrieren. Also dazu bereit sein, zu akzeptieren und anzuerkennen, dass wir unser eigener Schöpfer sind und kein anderer für unser Wohlbefinden und unser Glück verantwortlich ist. Die momentane Inkarnation basiert auf all den vergangenen Inkarnationen und ist eine Auswirkung dessen, was gesät wurde.

Ist dir bewusst, dass jeder Gedanke als Schöpfung im universalen Feld erhalten bleibt und eine neue Gedankenform erschafft? Aus deinem eigenen Mentalkörper, allein durch deine Gedanken, erschaffst du ein neues energetisches Feld. Ein Feld, das genährt wird von ähnlichen Gedanken und Gefühlen, von gleich schwingenden Energien. Dadurch gewinnt das kollektive Mentalfeld an Kraft. Negative Gedanken wie Wut, Zorn oder Verurteilungen, egal welcher Art, haben eine immense Kraft und formen dadurch ein machtvolles Feld innerhalb des kollektiven Unterbewusstseins. Damit will ich nicht sagen, dass du nicht zornig oder wütend sein darfst. Wir sind Menschen und unterstehen einem Lernprozess. Es geht darum, in welcher Form du Wut und Zorn auslebst. Wenn du in der Lage bist, diese Emotionen bewusst und in einer konstruktiven Art und Weise auszuleben, dann dürfen sich diese Emotionen auflösen und werden deinen Körper nicht mehr weiter beeinträchtigen. Das Feld deines Zorns und deiner Wut wird nicht mehr weiter genährt. Dadurch wird auch das kollektive Unterbewusstsein nicht mehr mit negativen Energien versorgt. All diese Emotionen erzeugen ein tief schwingendes Energiefeld und ziehen weitere »negative« Energien an.

Ändere dein Mindset!

Insbesondere Angst ist eine sehr machtvolle Energie, die eine tiefe Schwingung erzeugt, die wiederum mit seiner negativen Energie einen direkten Einfluss auf das Individuum hat. Ich denke nicht, dass es das ist, was du dir wünschst. Dazu kommt, dass auch diese Energie das kollektive Unterbewusstsein prägt und somit wieder einen Einfluss auf die Menschheit hat.

Irgendjemand hat einmal gesagt: »Erzeuge ein Feld von Angst, und du kannst die Menschheit damit kontrollieren!« Wenn viele Menschen in Angst sind und damit das kollektive Unterbewusstsein mit Angst »füttern«, hat das einen Einfluss auf die gesamte Menschheit.

> Angst erzeugt Chaos im Körper, macht krank,
> schwach und erzeugt neue Angst.
> Deshalb ist eines der wichtigsten Ziele:
> raus aus der Angst, Schritt für Schritt!

Das ist ein wirklich lohnender Prozess. Ein bedeutender Teil davon ist es, mit deinen Ahnenverstrickungen aufzuräumen, dazu den eigenen Schmerzkörper zu klären und dir deiner Energie bewusst zu werden. Mit Achtsamkeit das eigene *Mindset* beobachten, überprüfen und verändern. Ich weiß, oft sind es die kleinen Schritte, doch jeder noch so kleine Schritt ist ein Schritt nach vorn, hin zu mehr Wahrheit; denn das schafft Klarheit und macht dich, Schritt für Schritt, innerlich freier.

Auch das Klären des Ahnenfeldes ist nachhaltig, denn die Verstrickungen und belastenden Verbindungen beeinflussen das kollektive Unterbewusstsein. Jede Lösung, oder besser gesagt, jede Auflösung, ist eine Klärung des Energiefeldes, was wiederum eine Auswirkung auf das kollektive Unterbewusstsein hat. Langsam, aber sicher dringt die Erkenntnis in das Bewusstsein, dass alles miteinander vernetzt ist, dass alles miteinander verbunden ist, dass alles ein Ganzes ist. Wir sollten uns immer mehr bewusst machen, dass alles eine Auswirkung auf das Ganze hat und nicht nur auf dich als Individuum, auch wenn du individuelle Handlungen vollziehst.

Genauso wie die Pilze das Netzwerk eines Waldes bilden, sind die neuronalen Verbindungen das Netzwerk unseres Körpers. So sind unsere Gedanken das Netzwerk unseres kollektiven Unterbewusstseins, auch wenn wir uns vieler Gedanken nicht bewusst sind. Je mehr negative Gedanken deinen Verstand quälen, desto mehr Negativität wird sich in deinem Leben ausbreiten. Du kannst das mit den bestehenden Algorithmen vergleichen, die dir anhand deiner Gewohnheiten die Produkte im Internet zeigen, die deinen Vorlieben entsprechen. Das mag vielleicht bequem sein, doch findet keine Entwicklung mehr statt. Genauso ist es mit deinen Gedanken. Erst wenn du dir deiner negativen Gedanken bewusst wirst, bist du in der Lage, sie zu verändern, damit eine neue Energie sich ausbreiten kann.

In den Familien und Ahnenfeldern geschieht im Grunde genau das Gleiche. Auch hier sind es Verbindungen, die ein Netzwerk erzeugen, nämlich das der Ahnen, die vor uns lebten, so wie wir als Individuen das Ahnenfeld für die kommenden Generationen prägen. Es ist eine große Verantwortung, oder eher eine Mitverantwortung, wie die Prägung der kommenden Generationen ausfällt und welche Energie in diesem Feld herrscht.

7 | Die sieben irdischen Ahnenreihen

Im Alten Testament lesen wir über die sieben Todsünden. Gott schickt eine Sintflut, um die sündige Menschheit auszulöschen. Die sieben Todsünden heißen Stolz, Neid, Zorn, Habgier, Trägheit, Völlerei und Wollust. Alle Themen, die ich im Kapitel »Der Schmerzkörper der Ahnen« aufgelistet habe, passen in eine Kategorie der sieben Todsünden. Nun gibt es auch noch die Erbsünden. Das sind Sünden, die uns bereits beim Eintritt in diese Inkarnation als Mangel mitgegeben werden. Die christliche Theologie spricht von der Erlösung von der Erbsünde durch die Taufe.

Ich denke jedoch, dass diese Erbsünden die Verfehlungen unserer Vorfahren sind, die uns über sieben Generationen anhaften und unser Leben maßgeblich prägen. Sieben Jahre braucht eine menschliche Zelle, bis sie sich erneuert hat. Über sieben Generationen werden Verfehlungen, Ungleichgewichte oder Traumata weitergegeben – Traumata als Teil des Schmerzkörpers unserer Ahnen. Über sieben Brücken sollen wir gehen – Peter Maffay hat darüber ein Lied geschrieben. Nachfolgend ein Ausschnitt seines Liedtextes:

> »Manchmal scheint die Uhr des Lebens still zu steh'n
> Manchmal scheint man immer nur im Kreis zu geh'n
> Manchmal ist man wie von Fernweh krank
> Manchmal sitzt man still auf einer Bank
> Manchmal greift man nach der ganzen Welt

Manchmal meint man, dass der Glücksstern fällt
Manchmal nimmt man, wo man lieber gibt
Manchmal hasst man das, was man doch liebt
Über sieben Brücken musst du geh'n
Sieben dunkle Jahre übersteh'n
Sieben Mal wirst du die Asche sein.
Aber einmal auch der helle Schein.«

Im Grunde beschreibt Maffay im Lied den Kreislauf der Inkarnationen, wie sich jede Inkarnation immer wieder anders anfühlt: Manchmal scheinst du nur im Kreis zu gehen, und manchmal sitzt du still auf der Bank. Ja, das Leben ist spannend und interessant, auch wenn es ab und zu schmerzt und sich Hindernisse auftürmen. Doch du weißt, es wird sich lösen, einfach, weil es in deiner Natur ist und dem göttlichen Plan entspricht.

Doch wenden wir uns nun den sieben irdischen Ahnenreihen zu. Du selbst bist immer die erste Generation und gleichzeitig der Ursprung der nächsten sieben Ahnenreihen.

Ist dir bewusst, dass du selbst die Basis der nächsten sieben Generationen bist? Denn du bist immer die erste Generation, genauso wie deine Kinder wieder die Basis der nächsten sieben Generationen sein werden. Jede dieser sieben Ahnenreihen hat eigene Themen, die auf dich wirken. Nachfolgend ein gekürzter Auszug, wie Themen der sieben Generationen von Christina & Peter Illing in ihrem Buch (Christina Pinno & Peter Illing, 2015) zugeordnet wurden.

1. Generation
   Der Impuls der Gegenwart wird durch dich, als schöpferische Lebensenergie, geprägt. Du repräsentierst die zu deinem Geburtszeitpunkt wirkenden Energien und Sternenkonstellationen.

2. Generation
   Beide Eltern formten deine Gefühlswelt und deine Entschlossenheit, deine Gewohnheiten, aber auch den Stand in der Gesellschaft und die Volkszugehörigkeit.

3. Generation
   Die Entwicklung in der Gesellschaft und die Entwicklung des Intellekts werden von den vier Großeltern bestimmt. Von ihnen werden das Wissen und die Talente weitergegeben.

4. Generation
   Die acht Urgroßeltern formen den Wohlstand, das Talent, zu Geld zu kommen und repräsentieren die Harmonie und das Gleichgewicht. Die Entfaltung der Herzqualitäten ist der Maßstab für die positive Kraft.

5. Generation
   Von den 16 Alteltern hast du die Zielstrebigkeit und die Willensstärke geerbt. Aggressivität und Unentschlossenheit rühren von falsch verstandenem kriegerischem Charakter und ehrenvollem Handeln her.

6. Generation
   Die soziale Stellung, Volkszugehörigkeit, Hautfarbe etc. geben dir den Aufschluss über deine geistigen Eigenschaften. Sie werden von 32 Altgroßeltern geformt. Weisheit verlangt nach Selbstverantwortung.

7. Generation
   Die Bestimmung und dein Schicksal werden von 64 Alturgroßeltern entwickelt. Sie formen die inneren Gesetze und Prinzipien. Sie sind die Mehrheit im ganzen Kraftfeld.

Alle Blockaden, Ungerechtigkeiten und Verfehlungen, die von deinen Vorfahren verursacht und nicht gelöst wurden, werden an deine Kinder und deren Nachkommen weitergegeben. Das heißt, dass all das, was du bei dir löst, einen direkten Einfluss auf deine Nachkommen hat. Gleichzeitig hast du sie von einem Teil der Ahnenbelastungen befreit. Das heißt aber nicht, dass du für deine Kinder sämtliche Belastungen lösen kannst, sondern nur das, was du in diese Inkarnation mitgenommen hast. Es gibt ebenso Ahnenbelastungen, die aus dem Ahnenstamm direkt zu deinen Kindern oder deren Kindern springen, weil ihre Seele eine Entsprechung dazu hat. Das hat mit der Resonanz der betreffenden Seele auf bestimmte Muster oder Belastungen zu tun, die auch Teil des individuellen Schmerzkörpers ist. Beim Schmerzkörper der Ahnen verhält es sich ähnlich wie beim individuellen Schmerzkörper: Partner mit einer ähnlichen Familienstruktur ziehen sich an.

Wenn du verstanden hast, wie alles miteinander verwoben und verbunden ist, kannst du auch verstehen, was eine Auflösung deiner eigenen Themen bedeutet. Sie hat, auch im Kontext des eigenen Schmerzkörpers der Ahnen, eine Auswirkung auf das gesamte Feld. Es gibt einen Effekt auf dein Familienfeld und auf deine Kinder. Dadurch gibt es eine direkte Folge für das kollektive Unterbewusstsein. Stelle dir ein großes weißes Leintuch auf einem Bett vor. Dieses Leintuch ist ein Energiefeld. Wenn du an einer Ecke ziehst, gibt es eine Reaktion auf das ganze Leintuch. In der Diagonale wird es länger und an den Seiten schmaler. Die Reaktion ist nicht nur auf diese eine Ecke reduziert. So ähnlich ist das mit der Energie – eine Änderung findet im Gesamtfeld statt.

Vielleicht kannst du jetzt besser einordnen, wieso es so wichtig ist, dass du die Verantwortung für das, was du bist, vollumfänglich übernimmst. Deine Seele hat dir die Kraft, die du brauchst, mit auf den Weg gegeben. Lerne, dich mit dieser Kraft zu verbinden, denn es ist die Stärke, die in deinem Herzen schlummert. Du kennst diese Verbindung. Du hast nur vergessen, wie es sich anfühlt, doch die Erinnerung ist da. Konzentriere dich auf dein Herz, spüre in dich hinein und lasse dich auf den Raum, der hinter deinem Herzen liegt, ein.

> Es ist dein Herzraum, dein ganz persönlicher Raum,
> in dem du völlig geschützt und geborgen bist.
> Es ist der Raum, in dem du mit deiner Seele in
> Berührung kommst. Spüre die Liebe und die
> Geborgenheit, die dir dieser Raum schenken kann.

Stelle dir die Gesamtkraft deiner irdischen Ahnenreihen vor. Sechs Generationen, die ihre Kraft gebündelt haben und hinter dir stehen. Mit dir sind es sieben Ahnenreihen, die dich maßgeblich prägen. Wenn diese Kraft bereinigt ist, wird sie stark, gibt dir »Rückendeckung«, damit du deine Aufgaben, die dir dieses Leben zuführt, leichter und im vollen Bewusstsein und in der Akzeptanz deines Schicksals erfüllen kannst. Du kommst schneller und direkter in Verbindung mit deinem Herzen und dadurch mit der göttlichen Urquelle, die deine Seele nährt und die Liebe in dir weckt und stärkt. Die Stärke, dein Potenzial zu entfalten, deine Wahrheit zu finden und so immer mehr in die Klarheit zu kommen.

Wie oft warst du schon in deiner jetzigen Ahnenreihe inkarniert? Mit wie vielen Themen wurdest du, oder besser gesagt, wurde deine Seele als Teil deines jetzigen Stammes konfrontiert? Hast du deine Themen in früheren Inkarnationen gelöst, oder hast du auch unerledigte Anteile mit in die jetzige Inkarnation genommen, die von deinen Ahnen ausgehen und mit dem Stamm zusammenhängen?

In meiner Arbeit als Therapeutin komme ich mit vielen unterschiedlichen Ahnenthemen in Berührung. Doch stelle ich des Öfteren fest, dass Seelen mehrmals in die gleiche Ahnenreihe inkarnieren. Es ist gerade so, als ob die Seele etwas sucht, was vertraut und gewohnt ist. Das führt zu einer gewissen Ermüdung innerhalb des Stammes. Der Antrieb, die Blockaden oder die Schmerzpunkte zu lösen, ist nicht mehr so ausgeprägt. Vielleicht hat das zunehmend dazu geführt, dass die Ahnenkraft schwächer geworden ist und degeneriert. Gerade so, als ob die Blutlinie träge geworden ist. Bei vielen Familien ist die Verbindung zu den Ahnen massiv gestört, was zur Folge hat, dass dadurch das Ahnenfeld insgesamt geschwächt ist. Neue gesellschaftliche Strömungen haben Trends gesetzt, die die Stärke der Familie untergraben und schwächen. Vielleicht ist es an der Zeit, die Blutlinien wieder aufzufrischen, indem neue oder junge Seelen inkarnieren. Es gibt immer häufiger Familien, in denen es keine Nachkommen mehr gibt, die das Erbe der Ahnen weitertragen. Vielleicht ist dies so genau richtig. Familienstämme, die nicht mehr stark genug sind, werden aussterben, damit etwas Neues entstehen kann.

Die Menschheit und unser Planet Erde, vermutlich das gesamte Universum, befinden sich in großer Veränderung. Der Körper des Menschen wird sich wandeln, ob er will oder nicht, denn er wird sich der Umwelt anpassen, damit das Überleben gesichert bleibt. Das war schon immer so und wird so bleiben. Vielleicht gehst du noch einmal zurück zum Kapitel über Epigenetik (Kapitel 5: Epigenetik, DNA und Telegonie), dann wirst du erkennen, wie kraftvoll die Einflüsse des Umfeldes auf die Entwicklung des Menschen sind. Die Menschen haben keine Wahl.

Hier noch eine kurze Ergänzung zum Thema Epigenetik. Einige von euch kennen die Versuche von Bruce J. Lipton oder haben zumindest davon gehört. Seine Versuche haben verdeutlicht, wie sich genetisch identische Zellen unterschiedlich entwickeln, abhängig davon, in welcher Nährlösung sie gewachsen sind. Was heißt das in Bezug auf den Menschen? Die erste Nährlösung, in der deine eigenen Zellen gewachsen sind, ist das Blut deiner Mutter. War das Blut deiner

Mutter im Gleichgewicht oder eher durch Ärger, Angst oder Sorgen übersäuert? Waren deine Mutter und dein Vater zum Zeitpunkt deines ersten Wachstums als Fötus mit sich im Reinen und in einer liebevollen Verbindung? Oder hatten deine Eltern Sorgen, Existenzängste, oder waren nicht mehr in einer liebevollen Verbindung? All das hat einen enormen Einfluss auf dich als Individuum und wirkt sich prägend darauf aus, wie du dich in deinem Verhalten und in deinem Sein entwickelst. Hier entwickeln sich zu den mitgebrachten Schmerzkörperpunkten noch weitere.

Du siehst erneut, wie zwingend notwendig es ist, die alten Themen in der Ahnenlinie zu bereinigen, damit die Nährlösung die nachfolgenden Zellen in einem stärkeren und gesünderen Umfeld wachsen lässt. Nur so entstehen belastbare Persönlichkeiten, die mutig, kraftvoll und authentisch ihren Weg gehen, ohne im Einheitsbrei einer manipulierten Gesellschaft unterzugehen. Das Feld der Liebe darf wieder größer werden und sich ausbreiten, damit folgende Aussage weniger Gewicht bekommt: »Der Mensch wird als Original gezeugt und stirbt als Kopie.«

Die Bereinigung des Ahnenfeldes findet immer über Akzeptanz und Vergebung statt. Es wird niemals passieren, wenn mit einem Fingerzeig die Schuld auf einzelne Familienmitglieder projiziert wird. Leider ist das etwas, was häufig geschieht, und daraus resultieren dann die sogenannten »schwarzen Schafe«. Sie dienen wunderbar als Projektionsfläche. In vielen Familien gibt es ein solches »schwarzes Schaf«. Wenn du verstehen kannst, dass diese die Grundthemen innerhalb eines Familienfeldes sichtbar machen, dann wirst du das aus einer anderen Perspektive betrachten können. Schaue genau hin! Es zeigt sich völlig offen und ungeschminkt, wenn du deine Augen öffnest. Doch wenn du dazu nicht bereit bist, wirst du das Thema nicht sehen können. In vielen Fällen wird diese wertvolle Gelegenheit, das bestehende Ungleichgewicht zu erkennen, ungenutzt verstreichen, wodurch auch die Möglichkeit verloren geht, dieses Ungleichgewicht zu beheben.

Das Leben selbst ist unglaublich kreativ und besitzt eine große Intelligenz. Mich ergreift immer wieder eine Demut, wenn ich bemerke, wie groß die Wirkung und die Ausrichtung des göttlichen Willens oder der Urquelle ist. Eine Intelligenz, die niemals Ausdruck durch unseren Verstand finden kann. Es ist eine Kraft des Herzens, der Liebe und der Vergebung. Es ist an der Zeit, dass sich die Stämme oder Familien neu ausrichten und sich entwickeln. Denn das, was aus ihnen geworden ist, ist schwach geworden. Das Yin und Yang, oder das Weibliche und Männliche, ist aus den Fugen geraten und nicht mehr im Gleichgewicht. Dieses Ungleichgewicht führt zu Identitätskrisen bei vielen Menschen und sie wissen nicht mehr, was und wer sie sind, weil sie verlernt haben, auf ihr Innerstes zu hören und die Kraft im Herzen zu spüren.

Auch das ist der Grund, weshalb wir heute in einer großen Umbruchszeit leben. Die vielen Krisen und Probleme offenbaren den Zustand der Menschheit zum gegenwärtigen Zeitpunkt. Es wird Zeit, dass wir uns der Verantwortung des Menschseins stellen. Es gibt Zeichen, dass ein Wandel notwendig geworden ist. Dieser Umbruch ist weniger ein Zeichen oder die Auswirkung der vergangenen Pandemie, sondern vielmehr ein Resultat des großen Wandels innerhalb der Menschheit. Das betrifft unseren gesamten Planeten und jedes Individuum, das auf ihm inkarniert ist. Dieser Umbruch ist wichtig und kann zum Erwachen der Menschheit führen. Jedoch nicht, indem ich die Verantwortung für mich selbst, meinen Körper, meine Entwicklung und mein Wohlbefinden, der Politik, der Familie oder meinem Arbeitgeber überlasse, sondern indem ich die Verantwortung selbst übernehme und den Mut aufbringe, für mich einzustehen. So, dass ich zu meiner Seele und zu meinem Inkarnationsziel stehe und dies sichtbar mache, egal, welche Konsequenzen es nach sich ziehen mag.

Meistens sind diese Konsequenzen materieller Art. Es ist die Angst, etwas loszulassen, was uns das Gefühl von Sicherheit verleiht. Etwas loszulassen, das uns vertraut ist. Doch sei dir bewusst: Im Grunde besitzt du ohnehin nichts! Es ist alles nur während dieser Inkarnation geliehen. Es ist diese Angst vor materiellem Verlust, die dich in und an die Materie bindet.

Angst ist eine niedrige Schwingung und hat wenig mit der göttlichen Energie zu tun. Wie viele Entscheidungen in deinem Leben hast du auf der Basis von Angst getroffen? Aus Angst, einen materiellen Verlust zu erleiden? Aus Angst, mit den traditionellen Werten der Familie zu brechen? Aus Angst, die Zugehörigkeit zu verlieren? Oder hast du dich entschieden, den Weg zu wählen, der sich am einfachsten darstellt, jedoch im klaren Wissen, dass es nicht der Weg ist, der von deiner Seele unterstützt wird? Im Grunde spüren wir meist sehr genau, was für uns selbst richtig ist, doch wir Menschen haben die Gabe, großzügig darüber hinwegzusehen, weil es anstrengend ist oder Konflikte im Umfeld und in der Familie hervorruft. Es tut mir leid, wenn ich dich jetzt ertappt habe, doch ich weiß, du bist nicht allein, denn viele Menschen treffen solche Entscheidungen. Aber vielleicht gehörst du jetzt zu denen, die die Stimme ihres höheren Selbst und ihrer Seele nicht mehr ignorieren. Das würde mich, und sicher auch deine Seele, sehr freuen.

Dies sind die wichtigen Fragen, denen du dich widmen solltest:

- Hinterfrage dich selbst! Wie oft hast du gegen deine innere Natur gehandelt und deine inneren Bedürfnisse ignoriert?
  Hier empfiehlt es sich, sich einmal die Zeit zu nehmen und die eigene Lebensgeschichte biographisch zu erfassen. Das gibt dir die Möglichkeit, genauer sehen zu können und zu erkennen, wie stark deine Entscheidungen Einfluss auf dein Leben hatten.

- Sich zu entscheiden heißt immer auch, verschiedene Möglichkeiten abzuwägen. Welche Wege habe ich gewählt? Waren es Wege der Sicherheit oder aus der Angst heraus beschrittene? Waren es

Wege des geringsten Widerstandes, die aber nicht wirklich befriedigend waren?

Solche Fragen helfen dir, deine Motivation zu hinterfragen. Es geht nicht darum, dir deine Fehler um die Ohren zu hauen und dich dadurch schlechter zu fühlen, sondern es geht immer um die eigene Verbesserung. Sich Klarheit zu verschaffen, was zu deinen Entscheidungen geführt hat. Sich selbst zu verzeihen, wenn es sich um klare Fehlentscheidungen gehandelt oder eine Entscheidung in die Irre geführt hat. Vielleicht war genau das nötig, damit du wachsen konntest.

Dein Schmerzkörper beeinflusst deine Entscheidungen – ob du das willst oder nicht. Wenn du in die Selbstverurteilung gehst, heilt das deinen Schmerzkörper nicht. Es geht nur darum, wahrzunehmen, zu erkennen, aufzulösen und sich selbst zu verzeihen. Das ist ein unerlässlicher Weg, denn er befreit dich aus deinen Verstrickungen. Mal kann es ganz schnell gehen, mal benötigt es Zeit. Jeder Mensch ist anders im Verarbeiten der eigenen Prozesse. Die einen sind sehr schnell, die anderen eher langsam.

> Den Prozess des eigenen Aufwachens unterstützt du, indem du deine Blockaden und Verstrickungen löst.

Ein Versuch, andere Menschen zu einem bestimmten Prozess zu überzeugen, bringt wenig bis gar nichts, denn es löst nur Druck aus. Indem du deinen eigenen Weg gehst, veränderst du deine individuelle Aura-Energie und damit die Energie in deinem Umfeld. Andere Menschen spüren das, und das kann sie möglicherweise in ihren eigenen Prozess motivieren.

Jede der sieben Ahnenreihen hatte durch historische und gesellschaftliche Themen besondere Herausforderungen zu bewältigen. Die sieben Ahnenreihen reichen zurück bis ins Mittelalter, und du kannst dir sicher vorstellen, dass sich hier andere Blockaden gezeigt haben als heute. Das gilt es bei deiner Arbeit zu berücksichtigen. Nicht, dass sich die Kernthemen verändert haben, jedoch die Art und Weise ihrer Auswirkung. Meine Eltern gehörten noch zu einer Kriegsgeneration, deine Eltern vielleicht nicht mehr, aber dafür deine Großeltern. Ihre Ängste waren völlig anderer Art als unsere heute. Sie wurden noch mit der Angst zu überleben konfrontiert, was heute in den Industrieländern eher kein Thema mehr ist. Die familiären Werte waren um einiges konservativer und oft in Stein gemeißelt. Der Glaube und die verschiedenen Kirchen hatten die Gesellschaft im Griff. Verfehlungen wurden geächtet.

Wenn du dich aufmachst, deine Blockaden zu lösen, dann sei dir bewusst, dass du diese unter dem Gesichtspunkt ihrer Zeitepochen und den damit verbundenen gesellschaftlichen Strömungen betrachtest. Allerdings hat sich vieles im Laufe der Jahre, oder eher der Jahrhunderte, auf- und angestaut. Familien fallen immer schneller auseinander und verlieren dadurch ihre Kraft.

8 | Der Zerfall der Stämme und Familien

Vielleicht hast auch du schon festgestellt, dass die Familien kleiner geworden sind, der Zusammenhalt nachgelassen hat und die Fürsorge für die Generationen vor uns nicht mehr so gut funktioniert. Vieles wird im eigenen Umfeld sichtbar, wenn wir bereit sind, unsere Augen dafür zu öffnen. Die meisten Menschen haben keine Zeit mehr, sich um ihre Eltern oder ihre Großeltern zu kümmern, die mit dem Alter gebrechlich geworden sind. Es gibt nur wenige Institutionen, in denen sich alte Leute wirklich wohlfühlen. Die einen brauchen Pflege, die anderen bräuchten Aufmerksamkeit. Früher gab es noch viel häufiger Generationenhäuser, in denen drei Generationen oder mehr unter einem Dach gewohnt haben. Jede Generation konnte von der anderen lernen. Die Kinder kamen in Kontakt mit alten und gebrechlichen Menschen und hatten einen natürlichen Umgang mit ihnen. Die alten Menschen erfreuten sich am Spiel und an den Fragen der Kinder, blieben dadurch geistig wach und waren mit dem Puls der Zeit verbunden. Sie fühlten sich in die Gesellschaft eingebunden und waren ein Teil davon. Oder sie übernahmen die Beaufsichtigung der Kinder, sodass die Eltern ohne Sorgen einer Arbeit nachgehen konnten und Raum für ihre eigene Entwicklung gewannen.

Doch diese Art des Zusammenlebens ist schon länger nicht mehr im Trend. Viele hetzen ihrem Alltag hinterher und arbeiten, um ihr Konsumbedürfnis und das der Kinder zu befriedigen. Sie merken oft erst viel zu spät, was sie dadurch verpassen und dass einiges auf der Strecke bleibt, was nicht mehr nachgeholt werden kann. Der gesellschaftliche Zwang nach immer noch mehr Konsum führt in ein Hamsterrad von Arbeit, Druck und Sorgen. Dazu werden die Lebenshaltungskosten immer höher, der Kinderhort frisst bei vielen den Lohn von Frau und Mutter auf. Die Eltern sind gestresst und die Kinder quengelig, weil sie zu wenig Aufmerksamkeit bekommen. Dazu gibt es immer mehr Single-Haushalte, die sich entschließen, ihre Kinder allein großzuziehen. Wer selbst alleinerziehend ist oder war, weiß, wie anstrengend das ist und wie wenig Freizeit für Entspannung oder Erholung bleibt.

Diese Lebensart hat sich nach und nach eingebürgert. Die Gesellschaft hat sich verändert. Das Individuum wird von diesen Gesellschaftsströmungen geprägt und konditioniert. Wir haben immer weniger Zeit zu hinterfragen, ob das wirklich der Sinn des Lebens und der der Kinder ist. Bei vielen reicht ein Gehalt innerhalb der Familie nicht mehr, um die entstehenden Kosten zu decken. Ein Teufelskreis, der schwierig zu durchbrechen ist; aber trotzdem ist es nicht unmöglich.

> Stelle dir als Erstes die Frage, was dir in deinem Leben wichtig ist. Sind es die vielen materiellen Dinge, oder ist es deine innere Zufriedenheit?

Natürlich ist beides möglich, doch nur für wenige Menschen erfüllt sich dieser Wunsch. Die Mehrheit beschäftigt sich zu Lebzeiten größtenteils mit Materiellem, und die Muße, das Wohlbefinden und der Sinn des Lebens bleiben auf der Strecke. Wir wurden in den letzten Jahrzehnten in unserer eigenen Mangelhaltung bestärkt. Die Werbung beeinflusst uns und fördert das Streben nach immer mehr materiellem Besitz. Das heißt, die Aufmerksamkeit wird auf das gelenkt, was wir nicht haben und nicht auf das, was wir haben. Auf den Mangel, nicht auf die Fülle. Infolgedessen entsteht ein Gefühl des Defizits.

Schau einmal in deinem Leben auf das, was du hast und nicht auf das, was dir fehlt. Und du wirst staunen, was du alles hast. Erfreue dich am Schönen in der Natur, am Lachen deines Kindes oder dem kurzen Austausch mit den Nachbarn. Es gibt so vieles, was dein Herz erfreut und nichts kostet.

Aber noch ein anderer Umstand führt zum rasanten Zerfall der Gemeinschaft oder der Blutlinien. In den Industrieländern kommen immer weniger Kinder zur Welt, und die Last der Jüngeren nimmt zu, irgendwann wird es ihnen unmöglich sein, so viele ältere Menschen in der Gemeinschaft mitzuversorgen. Eine traurige Vorstellung, dass für alte Menschen die Plätze schrumpfen, an denen sie einen würdigen Lebensabend verbringen können. Die Altenheime sind überlastet, die Insassen werden viel zu schnell mit Medikamenten ruhiggestellt und vereinsamen nach und nach.

Die vielen Ein-Eltern- und Patchwork-Familien sind mittlerweile fast die Norm. Auch das trägt wenig zu einem starken Fundament bei, und es ist schwerer geworden, das Leben kraftvoller Gemeinschaften und Familien aufzubauen. Nicht, dass Ein-Eltern- oder Patchwork-Familien per se schlechter sind, aber die Energien sind anders gebündelt und weiter verstreut, was dazu führt, dass die Kraft die Konzentration verliert. Warum ist das so? Stelle dir eine Familie mit Vater und Mutter und drei Kindern vor. Die Ahnenenergie geht direkt von den Großeltern zu den Eltern und dann zu den Kindern. Bei Patchwork-Familien wird die Energie geteilt. Es kommen unter Umständen noch weitere Kinder von neuen Partnern dazu. Ein Teil der Energie wird nun von den Eltern auf mehr Nachkommen verteilt. Das erzeugt ein neues Energiefeld, das wiederum die Kinder anders konditioniert. Es ist so, als ob das ursprüngliche Energiefeld eine Öffnung erfahren hat und breiter und stärker durchmischt wird. Dadurch wird das Feld geschwächt. In den wenigsten Fällen ist es so, dass ein geschiedenes oder getrenntes Paar weiterhin regen Kontakt miteinander und mit den neuen Partnern hat. Meistens besteht der Kontakt nur noch durch die Kinder.

Wir müssen lernen, in Energiefeldern zu denken. Was meine ich damit? Jede Verbindung von einem Menschen zu einem anderen schafft ein neues Energiefeld. Dieses verändert die Menschen, aber auch ihre Umgebung. Ein verändertes Umfeld konditioniert die darin befindlichen Menschen. Ein Teil der ursprünglichen Familie lebt jetzt in einem anderen Haushalt, vielleicht auch mit einem neuen Partner und Kindern. Dann verändert sich auch dieses Feld und dadurch das Umfeld. Die Kinder sind vielleicht jedes zweite Wochenende beim Vater oder bei der Mutter, je nach Abmachung, und müssen sich jedes Mal auf ein neues Energiefeld einstellen. Etwas, was für die Kinder nicht einfach ist. Sie müssen lernen, damit umzugehen. Das allein kann schon neue Konflikte erzeugen, und im ersten Moment kann das zu viel sein. Natürlich ist es wichtig, den Kontakt mit beiden Elternteilen aufrechtzuerhalten, denn sie bleiben immer die leiblichen Eltern. Doch manche Kinder brauchen länger, bis sie mit diesen Situationen klarkommen, und dessen sollten sich die Eltern bewusst sein.

Innerhalb einer starken Familie ist das Individuum besser geschützt, fühlt sich geborgen und kann eine robuste Persönlichkeit entwickeln. Eine Persönlichkeit, die in der Lage ist, selbst Entscheidungen zu treffen und sich nicht so schnell von außen beeinflussen lässt. Die Werte der Familie werden gestärkt und gewinnen dadurch an Beständigkeit.

Es gibt viele Familienbetriebe, die nur durch den Zusammenhalt der Familie und die damit einhergehende Loyalität gewachsen sind. Betriebe, die über Generationen erfolgreich und stark waren, weil sie in Kontakt mit der Ahnenkraft standen. Aber bei genauso vielen Betrieben beobachtet man einen Zerfall, eine Schwächung der Stärke, weil sie sich zu sehr einem globalen Strom angepasst und damit ihre große Kraft verloren haben. Hier steht der Wunsch nach noch mehr Größe und Erfolg als treibendes Moment dahinter, jedoch ist die innere Ausrichtung verloren gegangen. Es geht keinesfalls darum, alles Neue abzulehnen, sondern bewusst die Stärke in einer gut funktionierenden Familie oder Ahnenlinie zu erkennen – und diese schätzen zu lernen. Vielleicht gehört dieser Zerfall der Ordnungen zu einem natürlichen Prozess der Weiterentwicklung der Erde und der Menschheit. Wir wissen es nicht mit Bestimmtheit. Was wir aber wissen, ist, dass es immer wieder unterschiedliche Epochen innerhalb der Menschheit gegeben hat. Vieles von dem, was wir heute über die Entstehung der Menschheit wissen, wird zusehends infrage gestellt. Sicher wäre es interessant zu wissen, in welche Richtung die Menschheit jetzt geht. Werden wir es zulassen, dass sie weiter verroht und sich die Gesellschaft noch mehr spaltet, sodass die Qualität von Mitgefühl und Empathie noch mehr verloren geht? Die Individualisierung hat bei vielen das Ego bestärkt und den Drang, immer noch mehr haben zu wollen, genährt.

Wir besitzen die Fähigkeit, unser Bewusstsein zu entwickeln. Eine wunderbare Möglichkeit! Also lasst uns die Aufmerksamkeit auf unsere Herzensqualitäten lenken und dadurch die sozialen Qualitäten stärken und fördern. Um gesund zu sein, brauchen wir Mitgefühl und Fürsorge in einem gesunden Maß. Das bestärkt uns als Individuum, aber auch als soziales Wesen für ein Miteinander und nicht für ein Gegeneinander.

Die Sieben Strahlen

In diesem Kontext ist es von Interesse, in Alice Baileys Buch über die *Sieben Strahlen* zu lesen (Bailey, 1993). Ihr zufolge wird sich ab etwa 2025 der vierte Strahl intensivieren, in Erscheinung treten und für eine längere Zeit der Erde als dominanter Strahl zur Verfügung stehen. Der sechste Strahl wird sich zusehends zurückziehen und schließlich ganz verschwinden. Was genau ist damit gemeint?

Unsere Egos, damit ist die Persönlichkeit gemeint, inkarnieren jeweils mit der Grundenergie eines der sieben Strahlen. Ganze Evolutionszyklen werden durch diese Grundenergien geprägt. Zum jetzigen Zeitpunkt ist der sechste Strahl der dominante Bewusstseinsstrahl auf der Erde. Es wird noch rund 200 Jahre dauern, bis alle Egos auf Erden ihren Inkarnationszyklus unter dem sechsten Strahl beendet haben. Dafür werden ungefähr ab 2025 mehr und mehr Menschen mit einem vierten Strahl inkarnieren. Diese Dominanz des vierten Strahls wird wiederum eine ganze Zeitepoche prägen.

Was die Qualität des *sechsten Strahles* anbelangt, ist das die des Idealismus und der Hingabe. Die Qualität ist es, die eigene Strahlkraft als einen zutiefst individuellen Prozess gemäß dem inneren Lebensimpuls nach außen zu bringen, denn der sechste Strahl ließ den Geist des Individualismus aufkommen. Gruppen existieren, doch sie bestehen aus einer Vereinigung Einzelner und tun sich immer schwerer, über eine längere Zeit miteinander in Verbindung zu bleiben, sodass sie nicht wieder auseinanderfallen. Der Zerfall der Familien ist ähnlich. Sie sind häufig nur eine Gruppe von Menschen, die sich immer weniger zu sagen haben. Der vierte Bewusstseinsstrahl bringt als die kommende Energie folgende Qualität mit: Harmonie durch Konflikt. Das ist eine deutliche Sprache. Krisen und Konflikte können wieder zu Harmonie führen. Das ist genau die Zeit, in der wir uns jetzt befinden. Eine Zeit von Aufruhr und temporärer Spaltung. Es wird wohl noch eine Weile dauern, bis sich die Harmonie zeigen darf. Die Harmonie, die sich in Schönheit und schöpferischen Werken zeigt, wird durch Kampf, Druck und Spannung erworben. Das führt zu einem Wissen, das schließlich in Weisheit übergehen kann. Krisen und Konflikte führen dazu, dass wir Entscheidungen zu treffen haben. Entscheidungen, die letztendlich dazu führen, dass wir die wahren Werte und Ideale erkennen können. Der *vierte Strahl* fördert die Lebenskraft, die stets nach Harmonie strebt, und dann schließlich die Schönheit hervorbringt.

Dies ist als kurzer und nicht vollständiger Hinweis auf *Die Sieben Strahlen** um die Veränderungen, die jetzt auf dem Planeten Erde stattfinden, zu verstehen. Veränderungen, von denen jedes Individuum, aber auch unser komplettes Umfeld betroffen sein werden. Treffen wir die Entscheidung für Harmonie und Schönheit im Leben, lassen wir Konflikte zu, damit wir die jetzt herrschende Spaltung wieder überwinden können.

> Lasst uns erkennen, was wir sind: Schöpferwesen!
> Wir tragen den göttlichen Funken in uns.
> Lasst uns erinnern, woher wir kommen,
> denn wir sind Lichtgeborene.

Betrachten wir den Zerfall der alten Ordnung als Chance, ein neues Fundament auf Basis von Liebe, Schönheit und Harmonie aufzubauen. Ehren wir die alten Strukturen und Familien, damit wir die gebundenen Energien befreien können. Verzeihen wir denen, die Unrecht getan haben, um so unsere Körper, aber auch unseren Geist zu läutern und zu befreien, sodass die Liebe wieder ins Familienfeld einziehen und sich ausbreiten darf. Heißen wir alle ausgeschlossenen und ausgestoßenen Seelen willkommen als Teil des Familienfeldes, damit diese ihren Seelenfrieden finden können. Unrecht mit neuem Unrecht zu rechtfertigen, wird niemals Stärke und Liebe hervorbringen, sondern nur noch größeres Unrecht.

---

* Mehr zu den sieben Strahlen in:
– Ernest Wood, *Die sieben Strahlen*, Grafing 2004.
– Gabriële A. Franklin, *Die 7 Strahlen und die Entwicklung des Lebens*, Grafing 2020.

Wir Menschen haben ein wunderbares Geschenk erhalten: Liebe und Mitgefühl. Das ist etwas, das du nur in deinem eigenen Inneren entdecken kannst, nicht in der Außenwelt. Es ist niemand daran schuld, wenn du deinen inneren Frieden nicht finden kannst. All die Kämpfe, die in deinem Inneren stattfinden, sind Teil deines eigenen Schmerzkörpers, aber auch Teil des Schmerzkörpers deiner Ahnen. Wenn du Probleme mit deinen Kindern hast, prüfe zuerst, was *dir* im Moment Probleme bereitet. Hast du Sorgen, was stresst dich? Nimmst du dir die Zeit, ab und zu etwas für dich selbst zu tun? Bist du bereit, für eine Weile dein Handy wegzulegen? Du wirst staunen, wie viel Zeit dir wieder zur Verfügung steht. Und das würde auch deinen Kindern guttun. Du wirst nichts verpassen. Im Gegenteil: Du kannst etwas dazugewinnen und bist deinen Kindern ein Vorbild. Digital Detox nennt sich das und ist überaus schnell wirksam.

9 | Die körperlichen Manifestationen des Ahnen-Schmerzkörpers

Alle unerlösten Anteile in dir, die deinen Schmerzkörper, aber auch den deiner Ahnen ausmachen, können sich in allen Körpern manifestieren. Bei vielen Menschen kommen diverse körperliche Befindlichkeiten, ja, sogar Gebrechen zum Vorschein, ohne dass es einen sichtbaren Grund dafür gibt. Sie tauchen auf und können Schmerzen oder psychische Belastungen auslösen. Ein Teil davon kann die Manifestation des eigenen Schmerzkörpers sein oder auch die Auswirkungen eines selbstzerstörerischen Lebenswandels. Das können diverse Drogen sein, schlechte Ernährung oder die falschen Menschen im Umfeld.

Wie bereits erwähnt, ist das erste Umfeld, das dich prägt, das Blut deiner Mutter. Es prägt dich, sobald sich das Ei im Uterus einnistet, in einer der kritischen Phasen am Anfang der Schwangerschaft. Natürlich hast du bestimmte Gene mitbekommen. Diese tragen die notwendige Zellinformation, doch erst die Signale bringen die Proteine in Bewegung, die ein bestimmtes Verhalten erzeugen. Ist das Signal von außen liebevoll und freundlich, entspricht es einer höheren Schwingung und erzeugt ein Wohlgefühl. Ist das Signal eher angstvoll, aggressiv oder unfreundlich, entspricht es einer tieferen Schwingung und fördert eher ein Verhalten, das von Angst geprägt oder aggressiv ist.

Ich habe das jetzt bewusst sehr plakativ geschrieben, damit du hier nochmals eine andere Perspektive zum Thema Umfeld einnehmen kannst und verstehst, wie wichtig dieses ist. Wenn du in einer Umgebung lebst, in der die Menschen von Grund auf ängstlich oder sogar aggressiv sind, wirst du dein Verhalten dahingehend anpassen. Lebst du in einer nährenden, liebevollen Umgebung, dann wird auch das dein Verhalten steuern. Als Kind hattest du vielleicht nicht die Wahl und bist schon geprägt worden. Doch als Erwachsener hast du die Wahl – entscheide bewusst, in welchem Umfeld du leben möchtest.

Gerade bei Freunden und geliebten Menschen sind wir oft blind. Es gibt nährende Menschen, es gibt aber auch solche, die uns schwächen und kleinhalten. Hier lohnt es sich zu hinterfragen, ob das Menschen sind, die dich so sehen, wie du bist, oder Menschen, die einfach da sind, weil du es gewohnt bist. Wirst du gesehen? Siehst du selbst, wer du bist? Das alles spielt in Bezug auf deine Befindlichkeiten, neben dem eigenen Schmerzkörper und dem Schmerzkörper deiner Ahnen, eine entscheidende Rolle. Wenn du stark und authentisch bist, kannst du besser mit dem Schmerzkörper umgehen. Das heißt nicht, dass er plötzlich weg ist, doch es ist für dich einfacher, die Blockaden zu sehen und zu lösen.

Ich weiß, dass es viel einfacher ist, bei Schmerzen oder Befindlichkeitsstörungen ein chemisches Mittel einzunehmen. Doch die Ursache besteht weiterhin. Die Chemie sendet für eine bestimmte Zeit ein neues Signal, und der Schmerz darf gehen, sobald das Mittel wirkt. Natürlich ist es auch richtig, dass wir diese Mittel haben und sie eine Entlastung bringen dürfen. Doch es ist ebenso von Bedeutung, dich zu fragen, warum du diesen Schmerz fühlst. Was hat sich in deinem Körper manifestiert, und was möchte dir dein Körper damit sagen?

Es gibt bereits einige Bücher, die auflisten, welcher Schmerz mit welchen Befindlichkeiten und Blockierungen in Verbindung gebracht werden kann. Das kann eine gute Hilfestellung sein, um schneller den

Ursprung einer Blockade finden zu können. Es gibt Menschen, die haben von Natur aus einen um vieles empfindlicheren Körper als andere. Auch ich gehöre zu diesen Menschen. Aber ganz ehrlich: Ich finde das nicht immer großartig, doch das ist auch eine Chance, Ursprünge schneller zu erkennen. Da der Körper rasch reagiert, kann viel eher eine Verbindung hergestellt werden zu etwas, das vorgefallen ist, oder zu Menschen, die kurzfristig im Umfeld waren.

Wenn du jedoch deine Schmerzsignale immer wieder übergehst oder mit Medikamenten ruhigstellst, ohne dich zu fragen, was genau diesen Schmerz ausgelöst hat, wird sich dieser in deinem Körper so weit manifestieren, dass er chronisch werden kann. Natürlich ist es nicht nur der körperliche Schmerz – es kann ebenso ein psychischer sein. Das ist genau dasselbe. Gerade psychische Schmerzen oder Befindlichkeitsstörungen sind oft schwieriger als ein reales körperliches Missempfinden. Nochmals zum besseren Verständnis: Ich meine hier nicht den Schmerz, der durch eine klar erkennbare Ursache erzeugt wird, wie zum Beispiel ein gebrochenes Bein, eine Wunde oder Ähnliches.

Depressionen und Ängste, die oft Hand in Hand gehen, können sich durch die Konditionierung oder durch die Identifikation mit Gefühlen anderer manifestieren. Auch hier kann der Schmerzkörper, wenn eine Entsprechung vorliegt, sich mit diesen Gefühlen zu identifizieren, beteiligt sein. Wenn ich mir nicht bewusst bin, was von außen auf mich einströmt, bin ich irgendwann davon »überladen«. Ich nenne das einen »Overload«, wie man es aus der Computersprache kennt. Der Computer hängt sich auf. Beim Menschen kann dieses »Sich-Aufhängen« eine Panikattacke sein. Das permanente »Überladen« führt zu einer Dauerstress-Belastung. Der Verstand versucht so lange die Kontrolle zu behalten, bis der Körper das nicht mehr kann. Die Panikattacke entlädt für einen kurzen Zeitraum die Anspannung.

Ein weiteres Thema sind Zwangshandlungen, die oft daraus resultieren, eine bestimmte Situation kontrollieren zu wollen. Du wirst immer wieder Menschen begegnen, die einen Hang zu vermehrter Kontrolle haben. Nicht jeder davon hat eine Zwangsstörung. Der eine ist sich unsicher und versucht sein Leben zu kontrollieren, bei anderen hat sich eine Zwangsstörung nach und nach entwickelt. Bestimmte Erlebnisse können diese fördern oder hemmen. Diese permanente Anspannung von Angst oder Kontrolle kostet enorm viel Energie und kann zu Depressionen führen. Es ist nötig, das Wort *Depression* zu verstehen, denn viele Menschen leiden darunter, doch darüber gesprochen wird nicht. Natürlich gibt es Depressionen, die vielleicht sogar vererbt wurden, aber es gibt auch viele depressive Verstimmungen. Was besagt dieser Begriff? Im Grunde bedeutet er nichts anderes, als »unter Druck zu stehen«. Das kann ein emotionaler Druck sein, eventuell fühlt man sich mit Menschen in seinem Umfeld nicht wohl, oder man befindet sich in einer negativen Umgebung und Ähnliches. Unter dieser Form leiden sehr viele Menschen während bestimmter Zeitphasen. Das kann nach einer Geburt sein, wenn man seine Arbeit verliert, den Verlust des Partners erleidet oder wenn andere stressende Lebensumstände uns belasten.

> Ich denke, wir sind uns oft nicht bewusst, wie schnell
> wir uns von unserem Umfeld »anstecken« lassen.
> Und ich meine nicht irgendwelche Viren oder
> Bakterien, die auf uns übertragen werden,
> sondern Energien.

Ich möchte hier nochmals darauf hinweisen, dass wir lernen sollten, in Energiefeldern zu denken. Denn das ist der zukünftige Weg der Entwicklung der Menschheit, dass wir nicht nur geprägt werden von dem, was wir sehen, sondern auch von dem, was unsichtbar und um uns herum ist. Ich würde sogar behaupten, dass es sich so ähnlich verhält wie bei einem Eisberg. Das, was wir bewusst sehen, macht ein

Drittel aus und das, was wir nicht sehen können, zwei Drittel. Also sollten wir uns stärker dem zuwenden, was wir nicht sehen können, um besser damit umgehen zu können.

Ein quengelndes Kind spürt vielleicht Belastungen, die es aus dem Ahnenfeld mitgenommen hat, was eventuell auf ungeborene oder zu früh gestorbene Kinder hindeutet. Ein Schmerz, der sehr oft im Ahnenfeld schlummert. Kleine Kinder sind sehr empfänglich dafür, und erst durch die Anerkennung all der ungeborenen Kinder wird dieser Schmerz gemildert. Ihnen einen Platz im Familienfeld zu geben, und sie dadurch sichtbar zu machen, hilft. Wichtig ist, in Familien darüber zu sprechen, auch mit den Kindern, denn sie wissen tief in ihrem Inneren davon. Hier empfehle ich meinen Klienten, einen Gegenstand zu benennen, der symbolisch für das Kind steht, oder gemeinsam eine Pflanze zu setzen, um das ungeborene Kind zu symbolisieren. Das schafft Frieden im Herzen der Lebenden sowie der Verstorbenen.

Warum weisen so viele Ahnenbelastungen eine Entsprechung zum eigenen Schmerzkörper auf? Weil das der Grund ist, weshalb wir genau in diese Familie inkarniert sind. Egal, ob leibliche Kinder oder Adoptivkinder. Wir sind energetisch mit allem verwoben und verbunden. Wenn wir anfangen, Verbindungen zu Menschen im engeren Umfeld zu lösen, verändert sich unser Resonanzfeld und ist nicht mehr kompatibel mit den Menschen um uns herum. Das bedeutet, wenn wir Blockierungen lösen, verändert sich nicht nur das Ahnenfeld, sondern auch das eigene Energiefeld und dadurch auch das Resonanzfeld beziehungsweise die Eigenschwingung.

In der Arbeit stoße ich immer wieder darauf, dass der mich aufsuchende Klient zu den Blockaden in früheren Generationen eine klare Entsprechung hat. Oft ist es sogar so, dass er oder sie zu diesem Zeitpunkt inkarniert und ein Teil der Blockade war. Ich habe schon erlebt, dass die Erinnerung dazu hochgekommen ist, und ich habe gesehen, wie heilsam diese Auflösung sein kann. Wenn der Schmerzkörperpunkt im Ahnensystem gelöst werden kann, hat das auf den Betreffenden, aber auch auf das Ahnenfeld insgesamt, Einfluss. Die Energie oder das Schwingungsfeld verändern sich.

Blockaden im Ahnenfeld sind oft als ein starker, undefinierbarer Sog spürbar. Es kann sein, dass etwas wie Teer in der Aura haftet. Ich beschreibe es wie Bitumen, das als Dichtung eingebracht wird – zäh, klebrig und dunkel. Genauso können sich Ahnenbelastungen anfühlen. Wie ein starkes Gummiband, das dich immer wieder in bestimmten Situationen zurückhält oder ein bestimmtes Verhalten erzeugt. Oft sind diese Blockaden schwer zu erkennen, weil sie bereits über mehrere Generationen ihre Wirkung entfaltet haben. Dann höre ich, dass die Mutter sich auch schon so verhalten hat. Ja, natürlich hat sich die Mutter schon so verhalten, weil sie zu dieser Ahnenbelastung auch eine Entsprechung hat. Dadurch wird die Manifestation des Schmerzkörpers der Ahnen immer wieder bestärkt und weitergegeben, und es entsteht ein Gefühl, dass es in dieser Familie einfach so ist. Wenige machen sich Gedanken darüber, warum es so ist. Es hat auch nicht jeder Mensch Ahnenbelastungen, die ihn in seinem Leben und in seiner Entwicklung hemmen oder sich in seinem Körper oder in der Psyche manifestieren. Vielleicht hast du eine andere Aufgabe in deinem jetzigen Leben zu erfüllen. Und das ist genau richtig so.

Wenn ich von der Manifestation des Schmerzkörpers im Körper spreche, meine ich die daraus resultierenden körperlichen Beschwerden. Sehr oft finden sich Ahnenbelastungen im Rücken- oder Nackenbereich. Im feinstofflichen Feld ist das als Druck von hinten spürbar. Oft ist ein Teil der Belastungen auch Teil unserer karmischen Vergangenheit. Diese finde ich sehr häufig als Manifestation von Schmerzen oder Verletzungen in den verschiedensten Gelenken und im Rückgrat. Diese Belastungen können in allen Bereichen des Körpers auftauchen. Die meisten haben einen Schwachpunkt in ihrem Körper, und dieser reagiert normalerweise schneller als andere Punkte.

Egal, welcher Art die Blockade ist, die Frage bleibt, ob es der eigene Schmerzkörper ist oder der der Ahnen. Oder eine Mischung aus beiden. In den meisten Fällen hindert es dich daran, dich zu entwickeln und deine Schwingung zu erhöhen. Ein Prozess, der jetzt zusammen mit unserem Planeten passiert und bedeutend für die Weiterentwicklung der Menschheit an sich ist. Ein Teil des Schmerzes im Körper entsteht dadurch, dass die höhere Schwingung, die sich auf unserem Planeten ausbreitet, Druck auf die Blockade ausübt und dadurch den Schmerz auslöst. Vielleicht hast auch du schon Tage erlebt, an denen dein Körper ohne ersichtlichen Grund geschmerzt hat. Versuche, dich mit diesem Schmerz zu verbinden. Vielleicht bekommst du ein Gefühl, was dahintersteckt, denn dein Körper will dich auf etwas aufmerksam machen. Auch deshalb ist es essenziell, diese Blockaden zu lösen, damit dich nicht erst Schmerz darauf aufmerksam machen muss und du wieder besseren Kontakt mit deinem inneren Selbst bekommst und damit in die Selbstverantwortung gehst.

10 | Erkenne den Schmerzkörper der Ahnen

Der Schmerzkörper der individuellen Gruppen und Familien wurde während vieler Menschenalter genährt und von Generation zu Generation weitergegeben. Einzelne Familienmitglieder sind davon mehr betroffen als andere, je nachdem, wie die individuelle Resonanz ist. Der Schmerzkörper kann stärker und größer werden oder es können neue Blockaden hinzukommen. Oder Blockaden werden abgebaut, was einen positiven Einfluss auf das ganze Feld hat. Die Spaltung innerhalb der Gesellschaft wie auch innerhalb von Familien ist immens. Es wird viel Bewusstheit und guten Willen brauchen, um diese zu überwinden. Die Menschen sollten wieder lernen, Konflikte konstruktiv zu lösen und sich nicht vom Verstand leiten zu lassen, denn auch hier ist der Verstand ein schlechter Ratgeber.

> Wenn du wieder lernst, bewusst in die Liebe zu gehen
> und dein Herz zu spüren, wird es dir leichter fallen,
> den eigenen Schmerz zu erkennen und zu sehen,
> wohin der Schmerz gehört. Es wird einfacher sein,
> zu erkennen, ob es dein Schmerz oder der Schmerz
> eines anderen ist.

Vielleicht kannst du sehen, wie du aus dem eigenen Schmerzkörper heraus agierst und reagierst, und dass die Mitglieder deines Stammes genauso aus ihrem Schmerzkörper heraus handeln oder gehandelt haben. Vielleicht kannst du erkennen, dass du selbst etwas auslebst, was nicht mit deiner jetzigen Inkarnation zu tun hat, sondern etwas, was Teil des Schmerzkörpers deiner Ahnen ist. Dazu kommt noch der Teil deines eigenen inkarnierenden Schmerzkörpers. Das ist schwierig, wirst du jetzt denken. Ja, einfach ist das nicht, doch es ist möglich. Wie kannst du erkennen, was zu dir und was zum Schmerzkörper der Ahnen gehört?

Lerne zu beobachten, was alles im Feld der Familie vor sich geht. Beobachte deine Eltern und deine Geschwister. Welche Eigenschaften und welche Gewohnheiten findest du bei dir genauso wie bei deinen Eltern oder deinen Geschwistern? Gibt es Auffälligkeiten, die in anderen Familien weniger vorkommen? Eventuell gibt es vermehrt Fehl- oder Totgeburten, was in anderen Familien gar nicht oder nur sehr selten geschieht. Hier kann es durchaus sein, dass in früheren Generationen ein Kind verschwiegen wurde, weil es vielleicht behindert war. Oder es war ein sogenannter »Bastard«, wie uneheliche Kinder früher genannt wurden. Diese Kinder wurden meistens auch um ihr Erbe, aber vor allem um ihre Zugehörigkeit geprellt. Ein solches Unrecht kann sich in späteren Generationen als Fehl- oder Totgeburt zeigen. Hier meine ich nicht ein einzelnes Ereignis, sondern eine Häufung. Interessant ist, dass ich, wenn ich danach frage, was bei den Eltern oder bei den Großeltern passiert ist, oft die Antwort bekomme, dass darüber nie gesprochen wurde.

Dann gilt es, hellhörig zu werden, denn dahinter verbirgt sich in vielen Fällen etwas, was sozusagen unter den Teppich gekehrt worden ist. Ein Verlust, weil die unglückliche Liebe nie gelebt werden konnte, da der oder die Betreffende nicht standesgemäß war, kann nachfolgende Generationen prägen. Eine Beziehung darf nicht gelebt werden, sei es, dass der Partner verheiratet oder anderweitig unerreichbar ist. Vielleicht ist sogar eine solche Geschichte innerhalb der Familie bekannt. Der heilende Weg wäre, den tiefen Schmerz dieses Menschen anzuerkennen und zu achten, damit die Seele ihren Frieden finden darf und sich dieses Muster oder diese Ahnenbelastung nicht mehr zeigen muss.

Im Erkennen bist du schon einen großen Schritt vorangekommen, und die Heilung darf als Erstes bei dir, in deinem Schmerzkörper, beginnen. Dadurch vollzieht sich auch die Heilung im Schmerzkörper deiner Ahnen, denn die Heilung fängt in deinem Inneren an und darf sich in deinem Äußeren ausbreiten. Dadurch verändert sich dein Energiefeld. Man muss zuerst den eigenen individuellen Schmerzkörper klären, durch Transformation und Heilungsarbeit bewusst machen und auflösen. Das ist bereits der erste Schritt, um den Schmerzkörper des Stammes zu klären. Erkenne in der Klärung des eigenen Schmerzkörpers, welcher Anteil des Schmerzes zu dir selbst gehört und welcher Teil aus den zurückliegenden Ahnenreihen kommt. Ein weiterer Schritt in der Heilung ist es, dein eigenes »Schicksal« zu akzeptieren. Anzunehmen, dass es die Wahl deiner Seele war, in deine Familie zu inkarnieren. Der Wunsch deiner Seele war es, in dieser Inkarnation bestimmte Themen zu bearbeiten. Deine biologischen Eltern gaben dir dafür den perfekten Startpunkt. Auch wenn du zu einem späteren Zeitpunkt zu Adoptiveltern oder zu Pflegeeltern gekommen bist, wirst du in deiner fraktalen Linie bleiben. Das heißt, du wirst auch hier auf sich wiederholende Schwingungen und Resonanzwellen stoßen. Vielleicht sind es ähnliche Wellen mit einer harmonischen Interferenz oder Wellen mit disharmonischen Interferenzen*. Beide sind jedoch dazu da, deine Entwicklung und dein seelisches Wachstum zu fördern. Auch wenn das manchmal schwer verständlich ist. Sie sind kongruent mit deiner karmischen Vergangenheit. Je schneller du in diese Akzeptanz kommen kannst, desto schneller darf deine Heilung voranschreiten. Du bist der Schmied deines eigenen Schicksals.

---

* Die Interferenz beschreibt die Überlagerung zweier oder mehrerer Wellen, die sich gegenseitig durchdringen.

Wir leben in einer Zeit, in der es wichtiger denn je ist, die innere Ordnung wiederherzustellen. Dazu braucht es Bewusstheit, ein großes Herz, um verzeihen zu können und die Stärke und den Mut, diesen Weg zu gehen. Es ist ein heilender Weg der Liebe und Vergebung. Das bestärkt dich in deinem Selbst, aber auch deine Kinder. Damit übernimmst du Verantwortung für dich, für dein inneres Wachstum und die Entwicklung deiner Bewusstheit. Du übernimmst die Verantwortung für das, wer du bist, aber auch für das, was du nach außen projizierst. Nicht irgendeine Scheinpersönlichkeit, sondern deine Echtheit und dein authentisches Sein. Zeige dich in deiner ganzen Größe und in deiner inneren Ausrichtung, indem du moralische und ethische Werte lebst, auch wenn es manchmal unbequem oder gar anstrengend ist.

Du weißt bereits, dass die erste Ausprägung und Entwicklung deiner DNA von deiner Mutter bestimmt wird, weil diese dir die erste Nährlösung für deine in ihrem Uterus wachsenden Zellen zur Verfügung stellt. Es sind die Signale von außen, die darüber bestimmen, wie sich deine Zellen entwickeln. Damit ist gemeint, dass sich gleiche DNA-Verbindungen unterschiedlich entfalten können, je nachdem, welche Signale von außen in die Proteine deiner DNA gesendet werden. Unsere DNA ist unser Blueprint oder unsere eigene Ur-Matrix. Sie bestimmt über unsere Größe, über die Farbe unserer Augen, aber auch darüber, wie wir unsere Erbanlagen leben können. Ob wir etwa unsere Talente mit Selbstvertrauen nach außen bringen können oder nicht. Eine gute und gesunde Nährlösung führt zu einem optimalen Zellwachstum. Eine gestörte oder kranke Nährlösung bewirkt, dass Zellen ihr Wachstum unterbrechen, was eine Auswirkung auf den heranwachsenden Fötus hat.

Was ist ein gesundes Umfeld für einen heranwachsenden Fötus? Eine optimale Versorgung mit den notwendigen Vitaminen und Mineralien, dazu ein ausgeglichenes Säure-Basen-Milieu und eine entspannte und stressfreie Umgebung. Fast Food und wenig frisch zubereitetes Essen, dazu Giftstoffe, Alkohol, Nikotin, Stress, Streit oder sogar Gewalt ist für eine schwangere Frau belastend und führt zu einem übersäuerten Milieu und zu Angst und Spannung beim Fötus.

Vielleicht gibt es Informationen, was die Schwangerschaft deiner Mutter betrifft. War deine Mutter zu diesem Zeitpunkt glücklich oder eher mit der Schwangerschaft überfordert? Hätte sie gerne ihre Karriere vorangetrieben? Oder hat sie sich sehr auf dich gefreut, nachdem sie den ersten Schock überwunden hat? Nur ist dieser Schock trotzdem hängen geblieben, auch wenn du nachher mit offenen Armen und viel Liebe empfangen worden bist. Die Umstände zum Zeitpunkt der Schwangerschaft können eine wesentliche Rolle auf dich als Embryo gespielt und einen prägenden Einfluss hinterlassen haben. Im Umkehrschluss heißt das: Wenn du deinem heranwachsenden Kind eine möglichst gute Startmöglichkeit schaffen willst, dann sorge für frisch zubereitete Nahrung. Meide aber auch all die bekannten Suchtstoffe und Genussmittel, um dem entstehenden Kind die bestmögliche Nährlosung seiner Zellen zu bieten. Ein relevantes Thema sind auch Medikamente. Wenn es darum geht, das Leben der Mutter oder des Kindes zu schützen, können Medikamente, wenn diese bewusst eingesetzt werden, hilfreich sein. Doch der schnelle Griff zu Schmerzmitteln ist nicht immer notwendig. Oft können auch Entspannung und Ruhe dazu führen, dass sich der Schmerz wieder legt. Gerade Schmerz kann ein Zeichen von Überforderung oder Stress sein. Der Griff zur Tablette macht dann nichts anderes, als die gesunde Reaktion des Körpers auszutricksen.

Nun hast du vielleicht das Gefühl, dass du dem, was bereits angelegt ist, hilflos ausgeliefert bist. Doch das ist nicht so. Du selbst kannst das, was vielleicht bei deiner eigenen Schwangerschaft schiefgelaufen ist, wieder korrigieren. So, dass du dich wieder mit deiner Ur-Matrix oder mit deiner Blaupause verbinden kannst. Genauso, wie du in der Lage bist, Konditionierungen zu verändern.

Du hast sicher schon festgestellt, dass sich festgefahrene Konditionierungen nicht einfach mit einem Fingerschnipsen beseitigen lassen. Es braucht Zeit, viel Liebe und Verständnis für deine eigenen Zellen. Deine Zellen brauchen sieben Jahre, bis sie sich wieder erneuert haben. Schon aus diesem Grund erfordert es Geduld und Zeit, bis sich die Veränderungen in deinen Zellen bemerkbar machen.

Dazu gehört auch die Akzeptanz für das, was du jetzt bist, denn das ist deine Ausgangsbasis. Das kannst du ablehnen und deinen Schmerzkörper dadurch vergrößern. Oder du akzeptierst als Erstes die IST-Situation. Mit dieser Akzeptanz zeigst du Bereitschaft, zu erkennen, in welchen Bereichen deines Lebens du »Scheinpersönlichkeiten« aufgebaut hast und in welchen du in dir ruhst. Diese Bereiche deiner Scheinpersönlichkeiten weisen dir bei deinen Veränderungen den besten Weg, denn in den meisten Fällen wird hier sichtbar, was falsch läuft. Ich möchte dir hier ein Beispiel geben. Immer wieder höre ich Aussagen wie: Sobald ich mich meinem neuen Partner so zeige, wie ich bin, werde ich verlassen. Diese Aussagen beinhalten verschiedene Themen und können sich verschieden zeigen.

- Ich bin unsicher, weil ich nie gelernt habe zu vertrauen.
- Ich übergebe die Verantwortung meinem Partner, weil mein Partner das besser kann.
- Mein Partner ist die Stütze in meinem Leben.
- Ich bin nur glücklich mit einem Partner. Oder: Du bist alles, was mir fehlt.

Lies dir diese Sätze genau durch. Vielleicht machst du dir ein paar Gedanken dazu, ob der eine oder andere zu dir passt. Es geht am Ende darum, dass du dich nur gut findest, wenn du in einer Partnerschaft lebst. Was nichts anderes ist als die Aussage: Ich selbst finde mich nicht gut genug. Ich akzeptiere mich nicht so, wie ich bin. Die anderen sind mehr wert. Sie sind das, was fehlt, damit ich endlich zu einem »ganzen« Menschen werde. Damit bist du auf das, was fehlt, fokussiert und nicht auf das, was ist. Du lenkst damit deine Sehnsüchte immer in die Richtung: »Wenn ich das habe, ist mein Leben ganz, und ich werde endlich glücklich sein.« Du übersiehst, dass dein Leben bereits ganz ist. Dass du so, wie dein Leben ist, bereits glücklich sein kannst.

Du hast bestimmt schon einmal davon gehört, dass die Energie deiner Aufmerksamkeit folgt. Sei dir dessen bewusst, was das in der ganzen Tragweite wirklich heißt. Du bestimmst, wohin deine Energie geht – zu anderen Menschen oder zu dir selbst. Nährst du damit deinen Mangel, oder nährst du deine Selbstwerdung? Es lohnt sich, das immer wieder zu überprüfen. Auch wenn du viel gelesen, Kurse besucht und Videos angeschaut hast, sofern du dieses Prinzip nicht verstanden hast, nützt dir all das nichts. Lerne, achtsamer damit umzugehen. Lässt du dich immer wieder in Ärger, Stress und Streitereien hineinziehen, dann folgst du definitiv der falschen Energie. Das heißt nicht, dass du perfekt sein sollst, sondern dass du dir dessen bewusst bist und STOPP dazu sagst, um deine Energie wieder neu auszurichten.

> Im Grunde ist das Leben einfach, wenn wir gelernt
> haben, auf unsere Seele und auf unser Herz zu hören.
> Doch es braucht Mut, diese Wege zu gehen,
> denn sie sind nicht immer die einfachsten.

Vielleicht gehört es zu deiner Aufgabe zu lernen, wie du in die Selbstakzeptanz kommst. Oder es wurde dir mit den ersten Impulsen von außen eingeprägt. Eine weitere Möglichkeit besteht darin, dass es eine Energie ist, die sich in deinem Schmerzkörper oder im Schmerzkörper deiner Ahnen befindet. Doch egal, wo und wie diese Programme entstanden sind, nur du selbst bist in der Lage, sie zu verändern und aufzulösen. Ein guter Therapeut, Mentor, Coach oder wie sie alle heißen, zeigt dir Möglichkeiten, wie du etwas verändern kannst.

Doch schlussendlich verändern kannst nur du das. Durch deine eigene Geisteshaltung, eine klare Ausrichtung und die Bereitschaft, offen gegenüber deinen eigenen Programmierungen zu sein. Selbstverständlich darfst du dir dazu Hilfe holen. Aber sei wählerisch und höre auf deinen Instinkt, bis du die für dich richtige Person gefunden hast.

Selbstverurteilung ist eine Frequenz, die durch deinen Verstand erzeugt wird und dich weiter in deinen Programmen festhält. Es ist keine Frequenz, die aus deinem Herzen oder deiner Seele kommt. Der Verstand dient dazu, etwas zu sortieren oder zu analysieren, ein Konzept zu erstellen und eine Lösung zu finden. Aber er ist niemals dafür da, über dich und dein Leben zu entscheiden. Entscheidungen sollten aus deinem kognitiven System heraus getroffen werden. Das ist deine Bauchstimme, deine Intuition, deine innere Wahrnehmung. Selbstvertrauen ist das, was das Wort in sich aussagt: sich selbst zu vertrauen. Und diese Frequenz oder diese Energie kommt aus deinem Inneren, deinem Herzen und deiner Seele. Deshalb wirkt diese Energie so anziehend auf andere Menschen.

Es lohnt sich in jedem Fall, die Sinne durch Wahrnehmung und Achtsamkeit zu schulen. Das ist dann möglich, wenn du dich darauf einlassen kannst, im Jetzt zu sein. Spüre den Moment, wenn du in die Vergangenheit oder in die Zukunft abdriftest; denn im Jetzt ist es für dich einfacher, deinen eigenen Schmerzkörper, aber auch den deiner Ahnen zu erkennen.

Wenden wir uns jetzt der Möglichkeit zu, diese Blockaden besser zu erkennen. Wie du dir sicher vorstellen kannst, hängen die verschiedenen Bereiche zusammen und können nicht komplett voneinander getrennt werden. Das eine ist der Schmerzkörper, den du in diese Inkarnation mitgebracht hast. Er wird durch das Umfeld deiner Mutter und durch den Schmerzkörper deiner Ahnen verstärkt. Also fangen wir am einfachsten bei uns selbst an.

Hier kann eine Analyse gute Möglichkeiten bieten, Klarheit zu gewinnen. Um deine Arbeit zu erleichtern, schreibe ich dir ein paar Punkte auf:

- In welchen Bereichen deines Lebens hast du die größten Schwierigkeiten?
- In welchen Bereichen oder Situationen hast du kein Selbstvertrauen, und wo sind deine Ängste am größten?
- In welchen Bereichen deines Lebens begegnen dir die größten Widerstände?

Unterscheide die Antworten durch folgende Kriterien: Was lösen diese Themen aus?

- physische Schmerzen
- emotionale Regungen (Emotionen wie Zorn, Wut, Nervosität, Rachsucht etc.)
- mentale Auswirkungen (Ängste jeglicher Art, Widerstände, Verurteilungen von anderen oder durch dich selbst)

Meistens vermischen sich die verschiedenen Kriterien miteinander, aber manchmal laufen sie nacheinander ab. Wie kann sich das praktisch auf dein Leben auswirken?

Du hast zum Beispiel für dich herausgefunden, dass du immer wieder, wenn es um Beziehungen geht, mit den größten Problemen konfrontiert wirst und Minderwertigkeitsgefühle hast. Vielleicht bist du erfolgreich in deinem Beruf, du bist attraktiv und umgänglich. Doch irgendetwas führt immer wieder dazu, dass du in deinen Beziehungen scheiterst. Es bauen sich Widerstände auf. Du wurdest in jüngeren Jahren verlassen oder hast dich hintergangen gefühlt. Mit jeder weiteren Beziehung hast du mehr und mehr dein Selbstvertrauen, was Beziehungen betrifft, verloren. Das zeigt sich in deinen Emotionen und Ängsten. Du fragst dich, was ist, wenn dir wieder das Gleiche passiert und du ein weiteres Mal verlassen wirst? Was ist, wenn du erfährst, dass dein Partner oder deine Partnerin ein völlig anderer Mensch ist als erwartet? Die Sehnsucht nach einer tiefen Partnerschaft wird immer größer, und das Rad von Enttäuschung und Scheitern dreht sich immer schneller. Warum ist das so? Das hat mit Projektion und Resonanz zu tun. Je mehr du das Gefühl hast, nur in einer Partnerschaft ein erfülltes Leben zu führen, desto schwieriger wird es. Du trägst diese Ansprüche in deinem Energiefeld mit und ein Partner wird schnell Reißaus nehmen, weil er diese Sehnsüchte nie erfüllen kann.

Was genau ist Projektion, und wie wirkt sich das aus? Projektion schreibt eigene, unerfüllte Gefühle, Sehnsüchte und Wünsche anderen Menschen oder Objekten zu, um sie beim anderen stellvertretend zu verfolgen und zu erwarten oder diese zu bekämpfen. Das heißt jetzt nicht, dass jeder Ärger, den du mit anderen Menschen erlebst, eine Projektion ist.

Bei der Projektion geht es um deine eigenen Gefühle, die du nicht als deine eigenen auszudrücken und auszuleben vermagst, sondern sie jemand anderem zuschreibst. Der Klassiker: »Du bist schuld daran, dass es mir nicht gut geht!« Das ist die Projektion, denn andere Menschen sind niemals dafür verantwortlich, dass es dir nicht gut geht. Vielleicht hat dir dein Gegenüber einen Spiegel vorgehalten? Oft ist es einfacher, andere zu beschuldigen, als die eigenen Verhaltensweisen zu hinterfragen. Doch hierin liegt die große Chance zu erkennen, wo die eigenen Blockaden sind. Warum genau hast du das Gefühl, dass der andere schuld ist? Gab es ein konkretes Verhalten? Dann kann das heißen: »Ich mag es nicht, wenn du zu spät kommst.« – »Ich mag es nicht, wenn du etwas versprichst und dich nicht daran hältst.« – »Ich bin verletzt, weil du meine Gefühle nicht ernst genommen hast!« Das sind klare Aussagen und keine Projektionen.

Wenn projiziert wird, geht es um diffuse und unklare Beschuldigungen, solange es sich um eine Negativprojektion handelt. Bei einer positiven Projektion werden Eigenschaften, Talente und Fertigkeiten einem anderen zugeschrieben, weil das Gefühl da ist, dass der andere das besser kann als du selbst. Beide Projektionen sagen sehr viel über dein Selbstbild aus. Auf der einen Seite schlummern Talente in dir, aber du erlaubst dir nicht, diese auszuleben, weil du vielleicht in deiner Kindheit Beurteilungen ausgesetzt gewesen bist, die zu einer Schwächung deines Selbstwertes geführt haben. Auf der anderen Seite gibt es schlechte Gefühle und Eigenschaften, die dir beim anderen bewusst werden und die du selbst erfolgreich verdrängst. »Ich werde mir meiner eigenen Projektionen bewusst und lerne, ehrlich mit mir selbst zu sein.« Schon allein das kann dir helfen, deine eigenen Programme und Muster zu erkennen und dann zu durchbrechen.

Ist das nun dein eigener Schmerzkörper oder Teil des Schmerzkörpers deiner Ahnen? Wenn du deine eigenen Programme und Muster erkennen kannst, indem du achtsamer und ehrlicher mit dir selbst umgehst, hast du die Möglichkeit zu entdecken, ob dieses Muster sich auch in deiner Herkunftsfamilie zeigt. Oft zeigt es sich schon in vorhergehenden Generationen. Aussagen der Eltern, dass es schon immer so war, oder dass unsere Eltern das schon so gemacht haben, deuten auf vererbte Muster und Programme hin.

Wenn du anfängst, dich damit zu befassen, wirst du die Muster erkennen können. Muster, die durch verschiedene Generationen hindurch immer wieder weitergegeben werden.

Wir wollen in Frieden und Harmonie leben, denn unsere Eltern haben schon genug gestritten. Und doch wiederholt sich dieses Muster, weil es im Familienfeld enthalten ist. Die Partner sind voneinander enttäuscht, weil das, was sie erwartet haben, nicht stattgefunden hat. Vielleicht wurde einer der Partner schon vor Generationen verlassen und der andere stand plötzlich mit den Kindern allein da. Eine enorme Belastung, gerade in früheren Generationen. Die Angst, verlassen zu werden, führt zu Disharmonie.

Interessant sind auch hier wieder die sogenannten schwarzen Schafe innerhalb einer Familie. Sie zeigen uns, was in der Familie ein Thema sein kann, oder was von früheren Generationen unter den Tisch gekehrt wurde. Klassisch sind all die Erbgeschichten, die sich leider ständig wiederholen. Das Gefühl der Ungerechtigkeiten, die sich so lange ziehen, bis sie geheilt werden können.

Wie bereits erwähnt, sind Totgeburten, Fehlgeburten oder Kinder, die außerhalb der Familie gezeugt wurden, ein großes Thema. Manchmal weiß nicht einmal der Partner davon. Gerade wenn eine Frau nur schwer schwanger werden kann, lohnt es sich, genauer hinzuschauen. Totgeburten, die innerlich nicht verarbeitet wurden – die fehlende Trauer, die nicht kommuniziert wurde –, können innerhalb eines Stammes sehr viel Energie einnehmen. Es ist gerade so, als ob eine unsichtbare Kraft, vielleicht die Seele dieses verstorbenen Kindes, mit aller Kraft seinen Platz in der Ordnung einnehmen möchte und endlich gesehen werden will. Dazu mehr im nächsten Kapitel.

Der zweite Punkt ist das Thema der Resonanz. Du ziehst an, was du aussendest. Unsicherheiten in deinem Energiefeld unterschiedlichen Themen gegenüber führen dazu, dass du im Außen genau das anziehst, was du selbst in deinem Feld beherbergst. Dass du dich verändert und deine Muster bearbeitet und aufgelöst hast, erfährst du in und aus deinem Umfeld. Es wird dir nicht mehr begegnen, denn die entsprechende Energie und damit die Resonanz sind nicht mehr da. Nun hast du nicht nur dein individuelles Feld, sondern auch dein Familienfeld, das eine bestimmte Frequenz und ein spezielles Resonanzfeld hat, aufgebaut. In materiell erfolgreichen Familien ist das oft gut sichtbar. Sie scheinen nach außen glücklich zu sein, doch im Inneren toben oft große Unstimmigkeiten. Es gibt Unglücksfälle und

Schicksalsschläge wie in anderen Familien auch, doch sie dringen hier nicht nach außen. Dazu kommt, dass die meisten Menschen gerade auf erfolgreiche Familien projizieren, dass diese doch glücklich sein müssen, da sie ja scheinbar alles haben. Sie sehen, was sie sehen wollen. Nicht immer basiert der Erfolg auf einem guten und soliden Fundament, sondern manches Mal auf Betrug und Macht. Ein Ungleichgewicht, das in späteren Generationen wieder ausgeglichen wird. Oft passiert es, dass ein erfolgreiches Familienunternehmen in der dritten oder vierten Generation untergeht. Gerade dann, wenn in der Gründungszeit irgendwelche Ungereimtheiten erfolgt sind. Es gab immer wieder Menschen, die sich am Leid anderer Menschen bereichert haben. Das ist in Kriegszeiten schon immer so gewesen, und deutlich sichtbar wurde es auch in den letzten drei Jahren auf globaler Ebene.

11 | Die Heilung des Ahnen-Schmerzkörpers

Vielleicht hast du bereits bei dem einen oder anderen Satz Muster in deiner eigenen Familie erkennen können. Eine gestörte Verbindung zwischen Mutter und Tochter zeigt sich oft in einer gestörten Weiblichkeit, sei es die Ablehnung der eigenen Weiblichkeit oder ein betont männliches Verhalten bei Mädchen. Diese Themen werden in den meisten Fällen von Generation zu Generation weitergegeben. Um gesunde Beziehungen mit anderen Menschen, und auch mit sich selbst, eingehen zu können, ist die Heilung der Beziehung zu der eigenen Mutter sehr wichtig. Genauso häufig besteht eine gestörte Verbindung zwischen Vater und Sohn, was sich als Mangel an Vertrauen in das eigene Potenzial und die Tatkraft zeigen kann. Eine Heilung der Verbindung mit dem Vater stärkt die Kraft und das Vertrauen in die eigenen Fähigkeiten. Ein weiteres Thema in der Beziehung der Eltern zu den Kindern ist das Thema des Ödipus-Komplexes.*

Für Söhne ist der Vater ein Konkurrent gegenüber der Mutter, und für Töchter ist die Mutter die große Konkurrentin. Söhne würden am liebsten ihre Mutter heiraten und Töchter ihren Vater. Diese Phase kann bis zu drei Jahre andauern. Oft will das Kind in dieser Phase

---

* Die Summe der Gefühle, während das Kind ein Elternteil umwirbt und mit dem anderen Elternteil rivalisiert. Die Lösung des daraus resultierenden Konflikts stellt die hauptsächliche Entwicklungsaufgabe während der phallischen Phase vom 4. bis 5. Lebensjahr dar.

unbedingt zwischen den Eltern schlafen, weil es die Eltern nicht als Paar anerkennt. Dieses Verhalten kann bei Ein-Eltern-Familien stärker sichtbar werden, wenn ein neuer Partner dazukommt. Das Kind empfindet Eifersucht gegenüber dem neuen Partner und zeigt eine ablehnende Haltung. Im Normalfall vergeht diese Phase von selbst wieder. Sollte sie jedoch länger andauern, ist es ratsam, das Kind in seiner Autonomie zu bestärken. Gerade Verlustängste bei Kindern, verursacht durch die Trennung der Eltern, können solche Themen verstärken. Oder sie sind im Schmerzkörper der Ahnen durch die Trennung oder durch den Verlust eines Elternteils schon vor Generationen entstanden, sodass diese weitergegeben werden können.

Sicher lohnt es sich hier, genauer hinzuschauen, um zu erkennen, ob es sich beim Kind um Trennungs- und Verlustangst handelt, oder ob es »nur« eine ödipale Phase des Kindes ist. Diese endet meist dann, wenn mehr Kontakte mit anderen Kindern eingegangen werden und dadurch der gegengeschlechtliche Elternteil an Attraktivität verliert. Spätestens in der Pubertät wird durch die Entwicklung der Sexualität die Anziehung anderer so stark, dass die Eltern verlassen werden, weil neue Beziehungen zum Zentrum des Lebens werden. Dies sind natürliche Entwicklungsschritte im kindlichen Ablösungsprozess.

Bei Trennungs- und Verlustängsten kommen oft noch andere Muster und Unsicherheiten ans Tageslicht. Das können konditionierte Ängste der Eltern oder des Umfeldes oder eigene Ängste in den verschiedensten Bereichen sein. Die Möglichkeiten sind vielfältig. Im Zusammenhang mit dem Schmerzkörper der Ahnen können die Ängste des Kindes bereits in ähnlicher Form bei den Eltern oder den Großeltern sichtbar sein. Das bedeutet, das Kind hat diese aus dem Ahnensystem übernommen. Hier ist es nötig, diese Ängste im Ahnensystem zu lösen, denn da sind sie entstanden, auch wenn es weit zurückliegt.

Symbiotische Beziehungen eines Kindes zu einem Elternteil machen die Beziehung des Paares untereinander schwierig, weil das Kind zwischen ihnen steht. Vielleicht wird das Kind sogar unbewusst-bewusst dazu »missbraucht«, eine Distanz zwischen den beiden aufzubauen. Hier wäre es für das Kind, wie auch für die Eltern, empfehlenswert, dass das Paar seine Beziehung offen und ehrlich anschaut und heilt, was es zu heilen gibt. Wenn das nicht möglich oder ein Elternteil nicht dazu bereit ist, ist eine Trennung oft die bessere Alternative – und zwar für alle Beteiligten. Doch offene Kommunikation und eine gesunde Konfliktkultur sind über die Jahre verloren gegangen. Die Konflikte werden unter den Teppich gekehrt, um das heile Bild der Familie aufrechtzuerhalten, damit man den Erwartungen der Gesellschaft entspricht.

Kinder haben ein feines Gespür für schwelende Konflikte und drücken dies auf unterschiedliche Weise aus. Die einen passen sich an und werden leise, andere wiederum reagieren eher laut und aggressiv, je nachdem, wie der Charakter des Kindes angelegt ist. Kinder, die sich eher laut und aggressiv melden, stören den Frieden der Familie, weil sie sich nicht konform verhalten. Die Mutter ist irgendwann überfordert und weiß nicht mehr, wie sie ihr Kind in den Griff bekommt. Der Vater zieht sich zurück und zuckt ratlos mit den Schultern, weil er nicht weiß, wie er mit der Situation umgehen soll. Das Kind selbst fühlt sich nicht mehr anerkannt und weiß nicht, wie es seine Emotionen ausdrücken soll. Es spürt, dass die Eltern damit überfordert sind, wenn es sich nicht konform verhält und fühlt sich abgelehnt. Damit wären wir wieder beim »schwarzen Schaf« innerhalb der Familie. Hier lohnt es sich in jedem Fall, genau hinzusehen, denn diese »schwarzen Schafe« machen in den meisten Fällen die Probleme sichtbar, die innerhalb einer Familie im »Untergrund« wirken. Sei es, dass sie bereits im Schmerzkörper der Ahnen entstanden sind oder erst in der aktuellen Generation. Wenn sie ignoriert und unterdrückt werden, werden sie kraftvoller und mächtiger und wirken immer stärker auf die nachfolgende Generation ein. Wir denken dabei wieder an den Eisberg, bei dem das, was an der Oberfläche sichtbar ist, rund ein Drittel ausmacht und das, was im Untergrund liegt, zwei Drittel. Um diese zwei Drittel geht es, denn genau sie wollen wir sichtbar machen und heilen.

Auch Kinder, die ungewollt gezeugt, zu früh geboren oder im Stillen gestorben sind, sei es, weil sie nicht gewollt waren, oder sei es, dass sie während der Schwangerschaft oder bei der Geburt gestorben sind, wurden früher oftmals als Makel empfunden. Es wurde weder darüber gesprochen noch getrauert. Es war einfach so, wie es war. Viele Mütter tragen einen immensen Schmerz in sich über die verlorenen Kinder, die nicht einmal ein Grab haben, weil sie noch nicht ganz ausgewachsen waren. Kinder, die nie mehr in der Familie erwähnt wurden, weil die Menschen nicht an die Trauer erinnert werden wollten. Doch es sind Seelen, die beschlossen hatten zu inkarnieren. Auch wenn sie nicht wirklich ein Leben auf der Erde geführt haben, war es doch genauso gewollt. Vielleicht waren es sogenannte Seelenverabredungen oder karmische Geschehnisse oder einfach eine Entscheidung der Seele selbst oder der empfangenden Familie. Doch diese Kinder gehören genauso zum Ahnensystem wie lebende Kinder. Sind sie nicht ein Teil des Familiensystems, machen sie sich anders sichtbar. Oft wird dieses Trauma von den nachfolgenden Frauen oder auch Männern immer wieder durchlebt.

Hier handelt es sich um Solidarität mit der Trauer und dem Schmerz des Verlustes, dessen Ausmaß vielen oft nicht bewusst ist. Dennoch ist dieser emotionale Sog spürbar: Die Nachkommen nehmen die gleichen tiefen, unerklärlichen Schmerzen und die intensive Trauer unbewusst wahr, möglicherweise als Schatten, etwas Dunkles oder als einen Sog ins Unbekannte. Die gleichen Themen werden nachgelebt. Oft wiederholt sich das »Drama« in einer ähnlichen Weise, sodass der gleiche Verlust, der gleiche Schmerz mit den Vorfahren solidarisch geteilt wird. Dies nennt sich Ahnensolidarität und man findet das in verschiedenen Bereichen, auch wenn uns das nicht bewusst ist.

Kein Teil des Familiensystems zu sein, geht von Generation zu Generation weiter, so lange, bis die Seelen dieser Kinder wahrgenommen und als Teil der Familie oder des Stammes integriert werden. Erst dann kann die Trauer, der Schmerz an sich, aufgelöst und erlöst werden. Immer wieder ist es der Fall, dass diese Seelen in die gleiche Familie, den gleichen Stamm inkarnieren und oft schon als Kind das Gefühl kennen, ausgestoßen oder nicht zugehörig zu sein. Vielleicht werden sie aus diesen Gründen schon früh zu sogenannten »Problemkindern« oder machen in irgendeiner anderen Art auf sich aufmerksam. Sei es durch Aggressionen oder durch Rückzug. Im Grunde möchten sie nichts anderes, als wahrgenommen zu werden.

Wie können diese Themen geheilt werden? Als Erstes braucht es einen ganzheitlichen Blick. Vielleicht lohnt es sich, den eigenen Stammbaum aufzuschreiben. Dazu gehören die Eltern, die Geschwister und natürlich auch die eigenen Kinder. Alles, was man über die Großeltern oder die Urgroßeltern weiß, können wichtige Hinweise sein. Es lohnt sich, Wiederholungen bestimmter Muster, sogenannte Schicksalsschläge, zum Beispiel Totgeburten oder Kinder, die früh gestorben sind, zu notieren. Hinweise können auch sich wiederholende Krankheiten sein. In den wenigsten Fällen gibt es Aufzeichnungen darüber, was früheren Generationen widerfahren ist. Manchmal weiß man etwas vom Hörensagen. Wenn ich diese Informationen ganzheitlich betrachte, bekommen diese Begebenheiten plötzlich einen anderen Sinn.

Uneheliche Kinder, die vom Vater nicht anerkannt worden sind, weil der Vater bereits eine Familie hatte oder dieses Kind nicht wollte. Dasselbe ist auch bei der Mutter möglich. Kinder, die zur Adoption freigeben worden sind, suchen oftmals als Erwachsene ihre Wurzeln, weil sie sich weder der einen noch der anderen Familie zugehörig fühlen. Schuldgefühle, die durch Ungerechtigkeiten entstanden sind, sind ein großes Thema und können eine erhebliche Auswirkung auf die Nachkommen haben. Gerade über das Thema Erbschaft könnten wohl einige Bücher geschrieben werden. Wenn nachgeforscht wird, merkt man, dass sich die Geschichten ständig wiederholen. Ungerecht verteilte Erbschaften, Landverkäufe, die unter Druck passiert sind, die Liste ist endlos.

All diese Dinge passieren so lange, bis Vergebung in den Ahnenreihen stattgefunden hat. Es ist schon sehr wohltuend, wenn Verzeihung bei den uns bekannten Ungerechtigkeiten stattfinden kann.

> Eines ist wichtig: Vergebung wird nie gutheißen, was passiert ist. Vergebung ist für deine Befreiung essenziell und wird dich erlösen. Egal, um was es geht, ohne Verzeihen wird keine Heilung stattfinden.

Wie du sicher weißt, sind Zorn, Hass oder Verurteilung tief schwingende Emotionen, die nicht einer kohärenten Schwingung entsprechen. Damit du deine Herzenergie wieder spüren kannst, ist kohärente Schwingung erforderlich, und das ist die Schwingung der Heilung. Verzeihen unter Vorbehalt funktioniert nicht, auch dann nicht, wenn dem anderen etwas Böses widerfährt. Es lässt sich weder drehen noch biegen und auch nicht zurechtreden. Verzeihen erfordert eine aufrichtige Absicht. Eine Intention, die aus dem Inneren kommt, mit dem Wunsch, dass Heilung im Ahnenfeld Einzug halten darf; denn das, was du bei dir heilst, hat immer Einfluss auf das Ahnenfeld – sowohl auf deine Vorfahren als auch auf deine Nachkommen. Es wird leichter, es wird lichtvoller, Liebe darf in das Ahnenfeld hineinströmen und es dadurch wieder stärken. Verlust von Liebe und Respekt gegenüber den eigenen Eltern, Großeltern, aber auch gegenüber den Kindern, führt zu Energieverlust und stört die Kohärenz der eigenen Schwingung.

Einen respektvollen Umgang kann ich dann haben, wenn ich meine Anteile als Seele an dem »Drama«, welches im Ahnenfeld stattgefunden hat, erkannt und akzeptiert habe. Es ist nicht notwendig zu wissen, was genau vor drei, vier oder sechs Generationen passiert ist. Der Verstand wird so oder so daraus eine Geschichte konstruieren, die in Verbindung mit deinen gemachten Erfahrungen steht. Ob die Geschichte genauso geschehen ist, das wissen wir nicht. Darum geht es auch nicht, sondern um den Inhalt an sich. Ob es Verlust, Gewalt, Verrat, mangelnde Liebe oder was auch immer ist. Es ist unser Verstand, der es genau wissen will. Unser Körper, unsere Zellen wissen, worum es geht. Eine Befreiung oder Erlösung ist deshalb auch in unserem Körper zu spüren. Viele Menschen beschreiben es als größere Leichtigkeit.

Das eigene Verhalten in Verbindung mit anderen Menschen verändert sich, und sogenannte Triggerpunkte werden nicht mehr aktiviert, weil der Ursprung dafür aufgelöst worden ist. Dadurch verändert sich dein gesamtes Energiefeld, was dazu führt, dass du völlig andere Energien anziehst und nicht mehr mit dem alten Schmerz in deinen Zellen in Resonanz gehst. Der Schmerz ist »befreit« worden. Heilung darf stattfinden. Lasse dir und deinem Körper Zeit dazu.

12 | Die Heilung des Kindes

Ein wesentlicher Punkt ist die Heilung des Kindes. Viele sprechen hier gern vom inneren Kind. Wir haben alle ein tief verletztes inneres Kind in uns. Nur wenn wir versuchen, dieses zu heilen, im Sinne von: »Ich tröste dieses Kind« oder »ich beachte dieses innere Kind«, dann werden wir es auf lange Sicht heilen können. Wir sollten damit beginnen, das zu heilen, was wir als Kind erlebt haben, das, was sich in der Kindheit an Schmerz und negativen und abwertenden Erfahrungen in unseren Zellen angesammelt hat. Ein Teil dieser Erfahrungen ist entstanden, weil die Seele einen Anteil davon in die neue Inkarnation mitgenommen hat. Andere haben sich durch Konditionierung der Eltern und Geschwister, der Lehrer oder Erzieher ausgeprägt. Aus unserem gesamten Umfeld sind Erfahrungen und damit automatisch Verletzungen hervorgegangen. Maßgeblich sind insbesondere die Erfahrungen und Prägungen der ersten sieben Jahre. Es ist nicht nur unser inneres Kind, sondern das, was wir als Menschen, als Kind und später als Teenager oder Erwachsener erleben. Wenn ich von meinem Kind spreche, dann meine ich wirklich meine Zeit als Kind. Es ist für mich konkreter als der Begriff des inneren Kindes, der für mich eine gewisse Abstraktion ist und dadurch stärker dissoziiert geprägt ist. Aber dies ist meine persönliche Meinung.

Jeder von uns hat Kindheitserinnerungen, die eine negative Prägung hinterlassen haben. Oft höre ich bei meinen Klienten: »Meine Kindheit war sehr schön, ich kann mich nicht daran erinnern, jemals etwas Schlechtes erlebt zu haben.« oder »Meine Eltern wussten es nicht besser!«. Bei solchen Äußerungen werde ich hellhörig. Es ist wichtig zu verstehen, dass es niemals darum geht, den Eltern irgendwelche Schuldzuweisungen zu machen.

> Es geht darum, sich selbst wieder in eine kohärente Schwingung zu bringen, sich von negativ prägenden Mustern zu lösen und zu befreien, um ein erfolgreiches und erfülltes Leben zu führen.

Oft findet bei solchen Aussagen auch ein Verdrängungsmechanismus statt. Bei genauerem Nachfragen stellt sich in den meisten Fällen heraus, dass so einiges innerhalb der Familie unter den Tisch gekehrt wurde. Es wurde über manches nicht geredet. Oder es durfte nichts nach außen dringen, weil die Familie darauf bedacht war, in einem guten Licht zu erscheinen. Ein Bild, in dem alles korrekt, perfekt und ideal war. Also blieb dem Kind nichts anderes übrig, als genau dieses Bild zu übernehmen. Wie heißt es so schön? Mehr Schein als Sein.

In meinem Beruf als Hypnose- und Energietherapeutin höre ich so Einiges, was schiefgelaufen ist. In den meisten Fällen fehlte eine offene Kommunikation zwischen Eltern und Kindern. Ich glaube, Eltern können ihren Kindern etwas Wichtiges mitgeben – Ehrlichkeit und offene Kommunikation. Es ist möglich, die Dinge kindgerecht beim Namen zu nennen, ohne Kinder zu überfordern. Man kann dazu eine dem Alter des Kindes angemessene Sprache wählen. Doch die wenigsten haben gelernt, eine offene Kommunikation zu führen und diese ihrem Nachwuchs vorzuleben. Kinder sind viel besser darin, die Wahrheit zu erfahren als irgendwelche Lügen, die meistens ohnehin von ihnen durchschaut werden. Ein Kind spürt, dass etwas nicht stimmt. Es weiß aber nicht, was, und bekommt von den Eltern auch keine richtige Antwort. Also: Wahrheit ist unbedingt erforderlich!

Ist dir bewusst, dass es sich in einer Konfliktkommunikation so ähnlich verhält wie bei dem bereits erwähnten Eisberg? Ich schätze, dass diese Gespräche zu 60 Prozent aus nonverbaler Kommunikation bestehen. Ich spüre sehr genau, wie über dem Tisch eine Art von Gespräch stattfindet und unter dem Tisch etwas völlig anderes passiert. Ich denke mir, dass du solche Gespräche kennst. Du weißt genau, dass nur eine »Teilwahrheit« offen ausgesprochen wird. Und der Rest findet unter dem Tisch statt. Auch die Empfindungen nach solch einem Dialog kennst du vielleicht. Du fühlst dich missverstanden, das Konfliktthema wurde nur angekratzt, vielleicht sogar tunlichst vermieden, um ja nicht ins Fettnäpfchen zu treten. Offensichtlich wurde etwas bereinigt, jedoch nicht gelöst.

Der Konflikt wird für eine Weile abgelegt, sodass der größte Druck gelöst ist. Jedoch ist nichts wirklich gelöst, es ist lediglich ein Pflaster verwendet worden. Die Oberfläche kann etwas heilen, doch die Ursache ist bei Weitem nicht bewältigt. Sie glüht weiter, ähnlich einem Schwelbrand. Weißt du, wie das bei einem Schwelbrand funktioniert? Sobald genügend Sauerstoff zugeführt wird, flammt das Feuer wieder auf. So ähnlich ist es auch hier – sobald wieder Problemstoff dazukommt, geht der Konflikt weiter. Meistens braucht es nur einen kleinen Zündfunken für einen neuen Streit. Je nachdem, wie deine Eltern damit umgegangen sind, nimmst du die Art und Weise des Umgangs mit Konflikten als Muster mit in dein Erwachsenenleben, und zwar so lange, bis du dir dessen bewusst bist. Aber wenn du dir das klarmachst, ist bereits der erste Schritt zu einer Verhaltensänderung getan.

Wenn du unter die Oberfläche schaust, wirst du feststellen, dass deine Eltern dieses Muster schon von ihren Eltern übernommen haben. Und diese haben es von ihren Eltern abgeschaut. Wenn du mein Buch *Der Schmerzkörper* gelesen hast, dann findest du unter dem Kapitel »Schmerzkörper und Partnerschaft« Folgendes: »Deine eigene Schwingung besteht aus der Grundschwingung deiner Seele und deines Schmerzkörpers und allen darin enthaltenen Mustern, Prägungen und Konditionierungen. Je nachdem, wie dominant dein Schmerzkörper die Schwingung deiner Seele färbt, lernst du deine/n Partner/in auf der Basis der Schwingung deines Schmerzkörpers kennen.« Nun wird dir vielleicht klar, dass du deinen Partner auf Basis deines Schmerzkörpers kennenlernst und somit ähnliche Themen in der Familienstruktur anziehst, vielleicht etwas anders verpackt. Das meint, das Kernthema ist ähnlich, zeigt sich aber anders. Nun wird immer klarer, weshalb es so wichtig ist, deine Kindheit zu heilen, um den eigenen Schmerzkörper zu verändern und darin enthaltene Blockierungen, Muster und Programme aufzulösen. Damit heilst du für dich und deine Kinder diesen Anteil aus dem Familienfeld.

Wie kannst du nun deine Kindheit heilen? Indem du den Schmerz, den du als Kind erfahren hast, zu verändern und aufzulösen beginnst. Es ist wie ein großes Puzzle, das sich Stück für Stück zusammenfügt, als Teil eines größeren Ganzen. Ich möchte hier an einem konkreten Beispiel erklären, wie du vorgehen kannst. Vielleicht erinnerst du dich an eine Situation, in der du für etwas geradestehen musstest, obwohl du dir absolut keiner Schuld bewusst warst? Vielleicht war sogar ein anderes Geschwisterkind der Schuldige und du wurdest für etwas bestraft, was du nicht getan hast. Es bereitete dir große Mühe, mit dieser ungerechten Situation klarzukommen, und es macht dich auch heute noch traurig. Diese Emotionen führen dazu, dass du dich sehr genau an diese Situation erinnern kannst, und du spürst auch heute noch, wie sich dieses Gefühl in deinem Körper ausgebreitet hat. Es sind immer noch die gleichen starken Emotionen, die durch diese Ungerechtigkeit ausgelöst worden sind. Dazu kommt ein schlechtes Gefühl deinem Geschwister gegenüber, weil es nichts dazu gesagt hat und froh war, nicht bestraft zu werden. Wenn wir diese Erfahrung etwas näher betrachten, sehen wir, dass wir hier zwei unterschiedliche Gefühle haben, nämlich Hilflosigkeit bezüglich der Ungerechtigkeit und Wut auf ein Geschwister, das sich nicht dazu geäußert hat.

Versuche zu verstehen, was mit solch einer Erfahrung passiert und wie sich diese in deinem Verhalten, aber auch in deinem Körper festgesetzt hat. Vielleicht hast du schon davon gehört, dass die Energie immer deiner Aufmerksamkeit folgt, jedoch folgt die Energie auch einem bestimmten Muster. Dieses Muster läuft folgendermaßen ab:

1. Du machst eine bestimmte Erfahrung, und diese Erfahrung erzeugt eine Empfindung in deinem Körper.
2. Du bewertest die gemachte Erfahrung, und diese Bewertung kann positiver, aber auch negativer Natur sein. In unserem Fall gehen wir eher von einer negativen Bewertung aus.
3. Dies erzeugt eine bestimmte Einstellung zu deiner vorher gemachten Erfahrung.
4. Diese Einstellung erzeugt ein Gefühl und bestimmt dadurch dein Verhalten in Bezug auf die gemachte Erfahrung.
5. Dieses Verhalten kann zu einem Erfolg führen, und du fühlst dich wohl damit. Oder zu einem Misserfolg, und du fühlst dich unwohl damit.

Dieses Muster läuft bei jeder Erfahrung so oder ähnlich ab, nur sind wir uns dessen in den meisten Fällen nicht bewusst. In Erinnerung bleibt uns mehrheitlich die negative Erfahrung, weil uns diese langfristig immer mehr Misserfolg im Leben beschert, egal in welchen Bereichen. Das heißt, unser Leben wird zu einem sehr großen Teil von diesen Musterabläufen geprägt.

Doch dieser Prozess kann gestoppt werden, indem du die Bewertung dieser gemachten Erfahrung veränderst. Dein Verstand versucht an der früher gemachten Beurteilung festzuhalten, weil er dich und deinen Körper damit kontrollieren kann. Mit einer negativen Erfahrung fühlst du dich schlecht und vielleicht sogar schwach. Dein Selbstwertgefühl ist am Boden, und oft quittierst du neue Erfahrungen mit dem Prädikat: »Das ging schon immer schief«, also weshalb sollte es jemals anders sein? Ja, es kann anders sein, wenn du deine Bewertung in etwas für dich Positives kehrst. Doch das funktioniert nur dann nachhaltig, wenn du die Veränderung der Beurteilung dieser Erfahrung auch in deinem Körper spüren kannst. Das heißt, wenn du sie nicht mehr mit einem negativen Gefühl in deinem Körper verknüpfst.

Bewertung ist etwas, was aus deinem Verstand kommt, das heißt, dein Denken erzeugt die Bewertung. Wahrscheinlich hast du bereits erkannt, dass dein Verstand ein wunderbares Instrument ist, ein Konzept beziehungsweise eine Struktur, um etwas zu erschaffen, jedoch dient er nicht dazu, eine innere Autorität* für dich zu sein. Veränderungen in dir entstehen dann, wenn du eine Erfahrung mit einem neuen Gefühl in deinem Körper machen darfst. An dieser Stelle wirst du mit ziemlicher Sicherheit einwenden, dass die Erfahrung doch negativ war. Ja, natürlich war sie negativ, doch du kannst sie so verändern, dass dein Verstand sie neu bewertet. Somit verändert sich deine Einstellung und dein Verhalten dazu. Das Gefühl, die Emotion dazu darf sich verändern und die »Gewohnheit«, oder eben dieses Muster des Misserfolgs, darf sich verabschieden, weil es die Kraft verloren hat.

Das war jetzt die Theorie. Und wie kannst du das in die Praxis umsetzen?

Hinweis: Bitte mache diese Übung nicht, wenn du schwere traumatische Erfahrungen in deiner Kindheit erlebt hast. Diese gehören in die Hände eines erfahrenen Therapeuten. Du solltest

---

* Deine innere Autorität ist die Verbindung zu deinem höheren Selbst. Deine Schnittstelle zwischen Körper, Geist und Seele. Die Autorität, die für dich als ganzes Wesen entscheidet, was gut für dich ist oder nicht. Das wird niemals dein Verstand sein.

für diese Übung psychisch und physisch stabil sowie dir deiner Selbstverantwortung bewusst sein.

Ich möchte, dass du dich jetzt nochmals an die Stelle des Kindes zum Zeitpunkt der Erfahrung versetzt, sodass du das dazugehörige Gefühl wieder spüren kannst. Frage dich nun, was du in diesem Moment am meisten gebraucht hättest. Was wäre für dich das Wichtigste gewesen, das deinen Schmerz, deine Hilflosigkeit, aber auch deine Enttäuschung gemildert oder sogar aufgelöst hätte? Stelle dir vor, du bist in deinem eigenen Theater und führst Regie. Vielleicht hätte es Eltern gebraucht, die dir glauben, oder Geschwister, die den Mut hätten zu sagen, dass es der/die Schuldige gewesen ist. Das hätte deinen Schmerz lindern und auflösen können. Nun verändere in deiner Vorstellung die erlebte Szene so, dass sich dein Gefühl wandeln darf. Du kannst die Geschichte umschreiben und hörst deine Eltern die für dich richtigen Worte sagen. Oder dein erwachsenes Ich begegnet jetzt dem kleinen Kind und tröstet es. Du sprichst mit dem kleinen Kind und gibst ihm die Sicherheit und Geborgenheit, die es braucht. Und zwar so, dass dieses kleine Kind ein neues positives Gefühl in seinem Körper spüren kann. Ich stelle mir das kleine Kind vor und nehme es in den Arm und heile es in mir. Immer wieder. Ich höre dem kleinen Kind zu. Ich nehme den Schmerz des kleinen Kindes ernst. Mein erwachsenes Ich ist jetzt in der Verantwortung und Fürsorge für das kleine Kind in dir.

Es gibt verschiedene Möglichkeiten der Auflösung. Eine weitere ist, dass du dich erneut in diese Szene begibst und sie zu deinen Gunsten veränderst. Das heißt, du schreibst die Geschichte um – und zwar so, dass sie dich nicht mehr belastet. Du hörst den Eltern zu, erfährst, dass sie in dieser Angelegenheit unsicher sind und auch deine Geschwister fragen, ob sie denn etwas mit der Sache zu tun haben. Jetzt, da die Eltern unsicher geworden sind, ist dein Geschwister nicht mehr in der Lage, nichts zu sagen und du hörst, wie das Geschwister den Eltern sagt, dass es schuld ist.

Wenn du in deiner Erinnerung und in deinem Schmerz warst, wirst du feststellen, dass diese Veränderung dazu führt, dass dein Schmerz sich lösen darf. Dein Gefühl von Hilflosigkeit macht einer Erleichterung Platz, dein Schmerz und deine Enttäuschung fangen an sich aufzulösen und werden durch ein Gefühl von Wahrgenommen-Sein ersetzt. Jetzt bist du auf dem richtigen Weg. In dem Moment, in dem du spürst, dass sich deine Gefühle wandeln, bekommen deine Zellen eine neue Information. Diese bringt die Zellen wieder in eine kohärente Schwingung, und sie können genesen. Vielleicht musst du dieses Umschreiben der gleichen Situation mehrfach machen, vielleicht veränderst du diese Szene auch immer wieder, sodass am Ende jede Facette, jede unterschiedliche Perspektive beleuchtet und regelrecht umprogrammiert worden ist. Vielleicht verändert sich die Situation, und andere Gefühle tauchen auf. Dann darfst du auch gerne mit diesem Gefühl weiterarbeiten. Solange du in dieser Situation noch ein ungutes Gefühl hast oder Ungerechtigkeit empfindest, ist der Schmerz noch nicht ganz aufgelöst. Du solltest dir für diese Arbeit genügend Zeit geben; denn das, was während vieler Jahre in deinen Zellen geschlummert hat, braucht vielleicht mehr Zuwendung. Wenn du dich unsicher fühlst, dann wende dich an einen geeigneten Therapeuten.

Selbstverständlich gibt es noch weitere Techniken, alte Traumata zu lösen. Im Grunde wird in der Hypnose ähnlich gearbeitet. Wichtig ist, dass du anfängst, diesen Emotionen Beachtung zu schenken, vielleicht sogar zu erkennen, wie sie dein Leben immer wieder aufs Neue beeinflussen. Das ist ein bedeutender Schritt hin zu deiner Heilung. An dieser Stelle lohnt es sich, die Blockaden aufzulösen. Auch wenn es nur Teilbereiche sind, sind es doch Schritte hin zu deinem authentischen Selbst, zu dem, wer du bist und was dich ausmacht.*

* Dies ist ein Teil meiner Arbeit, den ich auch über Zoom anbieten kann.

Warum ist es so maßgeblich, unseren Schmerzkörper, aber auch unser inneres kleines Kind zu heilen? Weil es uns unterstützt, eine lebenswerte Zukunft für uns selbst, aber auch für die Menschheit aufzubauen.

13 | Die Zukunft der Stämme und Familien

Wenn du heute deine Umgebung betrachtest, deine Familie, sei es deine jetzige Familie oder deine Herkunftsfamilie, deine Freunde und Bekannten, was siehst du? Was kannst du in der Welt, in den Ländern, ja auf den Kontinenten erkennen? Chaos und Veränderung! Ein Versuch, die alten Systeme mit immer neueren Auflagen und Vorlagen zu retten, was meiner Ansicht nach zum Scheitern verurteilt ist. Solange sich das Handeln und Denken der Menschen nicht verändert, wird sich auch in der Welt wenig zum Positiven verändern.

Das, was du in der Außenwelt sehen kannst, ist ein Spiegel der gesamten Menschheit, das, was sich die letzten Jahrtausende angesammelt, aufgestaut und entwickelt hat. In Bereichen wie Industrie, Umwelt, Gesundheit, einfacher gesagt, in allen Lebensbereichen. Die Menschen leben, als ob es kein Morgen gäbe, ohne Rücksicht auf Natur und Umwelt. Vielleicht hast du schon von den geistigen Grundgesetzen nach Hermes Trismegistos gehört? Eines davon lautet: »Wie oben, so unten, wie innen, so außen.« Es stammt aus den hermetischen Schriften. Dieses Prinzip verkörpert die Vorstellung, dass alles in der Welt miteinander verbunden ist, dass Muster und Gesetzmäßigkeiten, die auf einer Ebene der Existenz beobachtet werden, auch auf anderen Ebenen wahrgenommen werden können.

Nachfolgend einige Interpretationen dieses Prinzips:

1. **Mikrokosmos und Makrokosmos**: Die Verbindung zwischen dem Großen (dem Universum) und dem Kleinen (dem Individuum). Die Muster, die im Universum (Makrokosmos) beobachtet werden, spiegeln sich im Menschen (Mikrokosmos) wider und umgekehrt.

2. **Inneres und äußeres Leben**: Unsere inneren Überzeugungen, Gedanken und Gefühle spiegeln sich in unserer äußeren Realität wider. Wenn du in deinem inneren Frieden findest, wird sich dieser Frieden auch in deiner äußeren Welt und deinem Umfeld zeigen.

3. **Spiritualität und Materie**: Dieses Prinzip kann als eine Brücke zwischen der spirituellen und der materiellen Welt interpretiert werden. Es besagt, dass die immateriellen geistigen Gesetze (Spiritualität) sich auch in der physischen Welt (Materie) manifestieren.

Das Verstehen und die Anerkennung dieses Prinzips können dir helfen, die Welt und ihre Beziehungen besser zu verstehen. Durch die Erkenntnis, dass innere Veränderungen äußere Neuerungen bewirken können (und umgekehrt), kannst du feststellen, dass du die Macht hast, die Realität durch deine Gedanken, Emotionen und Handlungen zu beeinflussen.

Bist du dir bewusst, was das heißt? Das ist die Selbstverantwortung, die du dir gegenüber, aber auch gegenüber deiner Familie, deinem Stamm, sogar gegenüber der Menschheit insgesamt hast. Es geht nicht darum, dass sich die anderen ändern müssen, sondern du selbst sollst dich verändern, denn das wandelt dein Umfeld. Wenn ich mir die Welt so anschaue, dann stelle ich fest, dass es noch einiges zu tun gibt.

> Jeder Einzelne ist aufgerufen, bei sich und in der Familie dafür zu sorgen, dass wieder Frieden, Freude und Liebe einkehrt, denn damit tragen wir alle etwas zum Wohle der Menschheit bei. Jeder Einzelne trägt etwas dazu bei, dass sich die Welt verändert.

Du machst den Anfang und fängst bei dir an. Konzentriere dich weniger auf das Verdorbene, das Korrupte und das Böse in unserer Welt, sondern auf das Schöne, auf das Liebliche, auf die Empathie und auf den Frieden in dir selbst. Damit trägst du etwas überaus Bedeutendes zu unserem geistigen und materiellen Wachstum bei.

Die Zukunft der Stämme und Familien liegt nicht darin, mit Fingern auf andere zu zeigen und festzustellen, der andere solle endlich seine Probleme aufarbeiten, sondern sie liegt darin, dein Leben zu einem besseren und friedvolleren Leben zu machen, zu einem authentischen Leben, das dir entspricht und nicht dem, was andere sich wünschen. In den letzten Jahren wurde von der Öffentlichkeit, aber auch innerhalb der Familien die Spaltung untereinander gefördert. Und wir werden nicht umhin kommen, diese Trennung wieder zu überwinden, um ein friedliches Zusammenleben unter den Menschen anzustreben.

Dieses Thema wurde bereits in den Werken über *Die sieben Strahlen* von Alice A. Bailey (Bailey, 1993) behandelt. Verschiedene kosmische Strahlen dominieren zu unterschiedlichen Zeiten in der Geschichte der Menschheit. Der dominante Strahl beeinflusst die allgemeine Entwicklung und Ausrichtung der Zivilisation. Jeder Strahl herrscht für eine bestimmte Zeitspanne, und während dieser Zeit hat er einen stärkeren Einfluss auf die Menschheit.

Der Sechste Strahl, der Strahl der Hingabe oder des Idealismus, war für eine lange Zeit dominant und wird mit religiösem Eifer, Ritterlichkeit und Idealismus in Verbindung gebracht. Er hat in den vergangenen 2000 Jahren viel von dem religiösen und ideologischen Denken beeinflusst. Bailey prognostizierte, dass der Sechste Strahl allmählich abnehmen und durch den Vierten Strahl, Harmonie durch Konflikt, ersetzt werden würde. Der Vierte Strahl wird oft mit der Integration von Gegensätzen und der Erreichung von Harmonie durch das Verständnis und die Überwindung von Konflikten assoziiert. Das würde bedeuten, dass in der Zeit, in der der Vierte Strahl dominant ist, die Menschheit sich möglicherweise verstärkt auf Themen wie Einheit in der Vielfalt, Vermittlung und die Verschmelzung von Gegensätzen konzentrieren wird. Wie Bailey vorausgesagt hat, wird dieser Übergang im Jahr 2024 beginnen und einen Einfluss auf die Geschicke der Menschheit haben. Sie wird die Art und Weise, wie sie Konflikte angeht und Lösungen sucht, verändern müssen.

Dass dies ein Thema der nächsten Jahre sein wird, ist wahrscheinlich schon bei den meisten angekommen. Diese Übergänge sind nicht wie ein Schnitt, sondern sie kündigen sich schon vorher an, sind in ihrer Auswirkung fließend und werden die nächsten Jahre bestimmen. Die klare Aussage ist, dass wir nur durch die Überwindung von Konflikten in Harmonie kommen werden. Wenn du dich in der Welt umblickst, ist sie voll von Streit. Wenn du in die Menschen schaust, siehst du jede Menge Konflikte. Beginne, diese in dir zu lösen, denn damit trägst du indirekt dazu bei, dass sich die Welt verändern kann. Denn du bestimmst die Schwingung des kollektiven Unterbewusstseins mit.

Das ist etwas, was ich nicht oft genug wiederholen kann. Du färbst mit deiner individuellen Schwingung die Schwingung deiner Umgebung, und du beeinflusst damit auch das kollektive Unterbewusstsein. Wir leben in einer Welt der Information. Information ist immer und überall zugänglich, weil sie weder Raum noch Zeit kennt, weil sie alles durchdringt, was ist. Du durchdringst anderes genauso, wie du von Information durchdrungen wirst. Du trägst zu deiner Schwingungserhöhung bei, indem du deine Konflikte löst, und deine Blockaden anschaust und sie auflöst. Aber genauso wichtig ist es, deine Aufmerksamkeit auf das Positive zu lenken und nicht im Negativen zu verharren. Die Energie folgt deiner Aufmerksamkeit und beeinflusst so auch deine Schwingung. Du entscheidest dich jeden Moment neu, ob du deinen Fokus auf das Negative oder auf das Positive richtest. Versuche, dich so gut wie möglich von Ärger fernzuhalten, dich nicht zu oft mit ärgerlichen und negativen Menschen zu umgeben, denn das schadet deiner Energie.

Damit ist nicht gemeint, dass du nur noch in Himmelblau und Rosarot denken sollst. Es ist erforderlich, dass du Kenntnis davon hast, was in der Welt vorgeht. Es ist ebenso von Bedeutung, Dinge und Informationen zu hinterfragen. Gerade heute, in einer Welt, in der du kaum mehr unterscheiden kannst, was wahr ist und was nicht. Lerne, auf deinen Instinkt zu hören und zu vertrauen, denn am Ende ist das die einzige Instanz, die für dich und deinen Körper die Wahrheit ist. Information ist ein machtvolles Instrument und kann deine Schwingung und damit deine Energie verändern, ja, es kann dich sogar krank machen. Leider gibt es hier keinen Beipackzettel mit aufgeführten Nebenwirkungen, denn Information ist Schwingung.

Gerade was familiäre Angelegenheiten und Konflikte betrifft, solltest du dir dessen bewusst sein. Also deine Blockaden, die aus der Kindheit herrühren, auflösen und transformieren, damit sie dein Schwingungsfeld nicht mehr belasten. Auch wenn das manchmal heißt, dass du keinen Kontakt mehr zu bestimmten Familienmitgliedern hast, damit du dich deiner eigenen inneren Arbeit widmen kannst. Wenn du die dazugehörigen Blockaden gelöst hast, wird es dir möglich sein, auch mit schwierigen Familienmitgliedern neutral und respektvoll umzugehen. Solange es in dir jedoch Ärger, Wut und Trauer auslöst, sind die Themen nicht wirklich gelöst. Sei dir jedoch bewusst, dass dies starke und hartnäckige Themen sein können und daher auch eine gewisse Zeit beanspruchen, bis sie gelöst und verarbeitet sind. Je näher uns Menschen stehen, desto tiefer gehen die Blockaden, die wir mit ihnen haben.

All das trägt gleichzeitig zu einer Klärung deines Familienfeldes bei, auch wenn das nicht grundsätzlich für alle Familienmitglieder sichtbar ist. Es wird immer Menschen in deinem Feld geben, die in ihrer Schwingung verharren möchten, das ist in Ordnung und gilt es zu respektieren. Ich habe selbst über Jahre versucht, meine Familienmitglieder mit auf meine Reise der Schwingungserhöhung zu nehmen. Das hat jedoch nicht funktioniert. Es funktioniert in den wenigsten Fällen, weil jeder seinen individuellen Weg gehen muss. Manchmal führen diese Wege wieder zusammen. Und manchmal führen sie auseinander.

In dem Kapitel über den Zerfall der Stämme hast du etwas darüber gelesen, dass viele Gemeinschaften sich auflösen, einfach weil sich so viele Blockaden in den Ahnenreihen angesammelt haben, dass eine Neuorientierung nicht mehr machbar ist. Die Stämme und Familien müssen sich wieder neu durchmischen, mit neuem Blut und mit neuer Seelenkraft. Damit ist jedoch nicht unbedingt die Einwanderung gemeint. Eine Völkerdurchmischung ist schon immer durch den Handel entstanden, heute auch durch den Tourismus. Jedoch ist diese langsam entstanden und gab den Individuen die Möglichkeit der Integration, was heute nicht mehr möglich ist. Es entstehen Parallelgesellschaften innerhalb einer Gesellschaft, damit ist die Vorstellung von ethnisch homogenen Bevölkerungsgruppen gemeint, die sich räumlich, sozial und kulturell von der Mehrheitsgesellschaft abschotten. Das schwächt am Ende beide Bevölkerungsgruppen und hat nichts mit einer gesunden Symbiose zu tun.

Die nächste Zukunft von Familien wird eher von Umbruch, Auseinanderfallen und Veränderung geprägt sein. Auch das hat mit der Spaltung der Gesellschaft zu tun. Das Unrecht und die Blockaden der Generationen vor uns wirken immer noch prägend auf den Stamm und die Familie ein. Mein Gefühl sagt mir, dass die Karten neu gemischt werden müssen. Und zwar nicht hier auf der Erde, sondern bereits, bevor die Seele neu inkarniert.

Ich gehe davon aus, dass die Blockaden, die jedes Individuum während seines Inkarniert-Seins löst, dem ganzen Seelenpool zur Verfügung stehen dürfen. Dadurch wandelt sich etwas im Seelenpool, und dadurch verändern sich auch die Themen, die noch aufgearbeitet werden müssen. Solange die Menschheit jedoch immer noch stark gesteuert wird von unserem Reptilienhirn, werden sich die Themen stets wiederholen. Wenn vom »Reptilienhirn« gesprochen wird, bezieht man sich auf den ältesten, evolutionären Teil des menschlichen Gehirns, der mit grundlegenden Überlebensinstinkten und -reaktionen verbunden ist. Das Konzept des Reptilienhirns stammt aus der Hypothese des Neurologen und Forschers Dr. Paul D. MacLean.

Dieser teilt das menschliche Gehirn in drei Hauptbereiche ein:

1. **Reptilienhirn (Reptilian Complex)**: Dies bezieht sich auf die Strukturen des Gehirnstamms und des unteren Teils des Zwischenhirns. Dieser Teil des Gehirns ist für primäre Überlebensinstinkte verantwortlich, wie z. B. Aggression, Dominanz, Territorialität und instinktive Handlungsweisen. Es kontrolliert auch lebenswichtige Funktionen wie Herzschlag und Atmung.

2. **Limbisches System (Paläomammalisches Gehirn)**: Dieser Bereich entwickelte sich in frühen Säugetieren und beinhaltet Strukturen wie den Hippocampus, die Amygdala und den Hypothalamus. Das limbische System ist mit Emotionen, Motivationen, dem Vergnügungs- und Belohnungssystem und dem Langzeitgedächtnis verbunden.

3. **Neokortex (Neomammalisches Gehirn)**: Das ist der jüngste, jedoch der am weitesten entwickelte Teil des menschlichen Gehirns und ist für höhere Funktionen wie abstraktes Denken, Planung, Sprache und Bewusstsein verantwortlich und ermöglicht uns komplexe Problemlösungen und kreative Denkprozesse.

Warum habe ich das aufgeführt? Weil es einen anderen Aspekt auf die Bewusstseinsentwicklung aufzeigt. Dadurch können wir bestimmte automatische oder instinktive Reaktionen besser verstehen, die Menschen in stressigen oder bedrohlichen Situationen zeigen können. Das sind die bekannten »Kampf-oder-Flucht«-Reaktionen, die Menschen in gefährlichen Situationen erleben. Diese werden auf die Aktivität im Reptilienhirn zurückgeführt. Aber auch die Themen von Revierverhalten und der »Gier nach immer mehr« entstammen diesem Teil unseres Gehirns und haben wenig mit unserem Neokortex und damit mit Bewusstsein zu tun.

Unser limbisches System ist verbunden mit dem Langzeitgedächtnis und mit unseren Emotionen. Es ist eng mit dem Immunsystem verknüpft. Es wird oft als das emotionale Gehirn bezeichnet. Das limbische System spielt eine Schlüsselrolle bei der Bewertung von Bedrohung und der dazugehörigen Auslösung von Stress. Stress schwächt unser Immunsystem, das heißt, es steht in einem engen Zusammenspiel mit dem Reptilienhirn. Das sind alles automatische Reaktionen, die wenig mit Bewusstheit zu tun haben.

Was wir sicher wissen, ist, dass wir nur einen Bruchteil unseres Gehirns nutzen. Ich denke, wir werden in Zukunft unseren Neokortex stärker entwickeln und unser Reptilienhirn immer weniger gebrauchen, nämlich dann, wenn wir unsere Konflikte im Inneren, aber auch im Äußeren gelöst haben. Das sind keine empirischen Fakten, sondern es ist das, was meine Intuition mir sagt. Wir, die Menschheit, sind dabei, unser Bewusstsein zu entwickeln, und dass dies Auswirkungen und Veränderungen zur Folge hat, dürfte den meisten klar sein.

Das betrifft auch die Zukunft unserer Familien und Stämme. Auch das Ahnenfeld wird sich weiterentwickeln, damit sich ein neues Bewusstsein ausbreiten kann. Die Zeiten der Veränderungen werden wohl noch eine geraume Weile andauern und sich weiterhin beschleunigen. Immer, wenn etwas Altes zu Ende geht, entsteht starker Widerstand und dadurch auch Konflikte. Doch erst, wenn wir uns den Konflikten stellen, ist Wachstum möglich und dadurch auch eine Zukunft mit mehr Frieden. Das gilt für dich als Individuum genauso wie für deine Familie und deine Ahnen. In der Vergebung liegen immense Kraft und Befreiung. Nicht nur für dich, sondern auch für dein Umfeld. Vergeben heißt nie, dass ich gutheiße, was passiert ist. Aber es befreit und sprengt die Fesseln unseres Daseins und unseres Denkens. Das führt zu einer freud- und lichtvollen Zukunft für unsere Familien, auch wenn sich diese vielleicht schon in naher Zukunft verändern werden.

Vielleicht wirst du die Menschen um dich haben wollen, die mehr deiner Familie entsprechen als die Menschen, die genetisch und auf der Basis des Blutes mit dir verbunden sind. Denn auch diejenigen mit gleichem Blut werden sich nach und nach in ihren Inkarnationen neu orientieren, damit eine neue und gesunde Basis für die Stämme und Familien entstehen kann. Wie auch immer diese in der Zukunft aussehen werden. Es geht darum, dass du dir bewusst machst, was Informationen auf allen Ebenen mit dir und deinem Körper anstellen – in die positive, aber auch in die negative Richtung.

> Lerne, dich mit deinem höheren Selbst zu verbinden, zu spüren, was für DICH richtig ist und nicht, was für die anderen richtig ist. Das macht dich, aber auch deine Kinder stark; denn du bist die Zukunft unserer

> Stämme, du prägst die siebte Generation und die nächsten sechs Generationen, die nach dir kommen. Dadurch bestimmst du die Zukunft deines Stammes maßgeblich mit. Sei dir dessen bewusst.

Unsere Entwicklung ist noch nicht zu Ende, doch die Veränderungen, Transformationen und Mutationen sind temporeich, manchmal schwierig und schwer auszuhalten. Die Zeiten sind anstrengend und fordernd für uns als inkarnierte Seelen auf diesem wunderschönen Planeten und werden das auch noch eine Weile bleiben. Doch wir sind jetzt hier in dieser Inkarnation, weil unsere Seele sich das gewünscht hat. Du hast alle Werkzeuge mit in dieses Leben bekommen. Lerne, etwas genauer hinzuschauen und mit deinen äußeren, aber auch deinen inneren Augen zu sehen, welche Vielfalt und welchen Reichtum du mit auf diese Welt gebracht hast. Sei nicht auf der Suche nach deiner Lebensaufgabe, denn sie wird dich von alleine, wenn du wieder in Kontakt mit dir selbst kommst, finden. Zentriere dich und konzentriere dich auf dein Herz. Nutze deinen Atem, um deinen Körper in Kohärenz zu bringen. Sei das Wesen, welches du bist. Umarme deine Seele und liebe dich selbst.

Epilog

Es ist an der Zeit, dass du dich mit den Menschen verbindest, die dich bestärken und unterstützen, egal, aus welchem Umfeld sie kommen, egal, ob sie zu deiner Familie gehören oder nicht, doch sie gehören zu deinem Stamm.

Aus den Prophezeiungen der Hopi-Indianer:

> Die Menschen meines Stammes sind leicht zu erkennen,
> sie gehen aufrecht, haben ein Funkeln in den Augen
> und ein Schmunzeln auf den Lippen.
> Sie sind weder heilig noch erleuchtet.
> Sie sind durch ihre eigene Hölle gegangen, haben ihre
> Schatten und Dämonen angeschaut und angenommen.
> Sie sind keine Kinder mehr, sie wissen wohl, was Täter/Opfer
> zu sein bedeutet, haben ihre Scham abgelegt und ihre Rage
> explodieren lassen.
> Sie haben die Vergangenheit abgelegt, die Nabelschnur
> durchtrennt und die Verantwortung übernommen.
> Weil sie nichts mehr verbergen wollen, sind sie klar
> und offen.
> Weil sie nicht mehr verdrängen müssen, sind sie voller
> Energie, Neugierde und Begeisterung.
> Das Feuer brennt in ihrem Bauch und ihrem Herzen!

Die Menschen meines Stammes kennen den wilden Mann und die wilde Frau in sich und haben keine Angst davor.
Sie halten nichts für gegeben und selbstverständlich, prüfen, machen ihre eigenen Erfahrungen und folgen ihrer eigenen Intuition.
Frauen und Männer meines Stammes begegnen sich auf der gleichen Ebene, achten und schätzen ihr Anderssein, konfrontieren sich ohne Bosheit und lieben ohne Rückhalt.
Menschen meines Stammes gehen viel nach innen, um sich zu sammeln, Kontakt mit den ureigenen Wurzeln aufzunehmen, um sich wiederzufinden, falls sie sich im Rausch des Lebens verloren haben.
Und dann kehren sie gerne zu ihrem Stamm zurück, denn sie mögen teilen und mitteilen, geben und nehmen, schenken und beschenkt werden.
Sie leben Wärme, Geborgenheit und Intimität.
Sie fühlen sich nicht verloren wie kleine Kinder, sie können gut damit umgehen. Sie leiden jedoch manchmal unter Isolation und sehnen sich nach ihren Seelenschwestern und Seelenbrüdern.
Die Zeit unserer Begegnung ist gekommen!

Traumatische Erfahrungen im Unterbewusstsein erkennen und auflösen

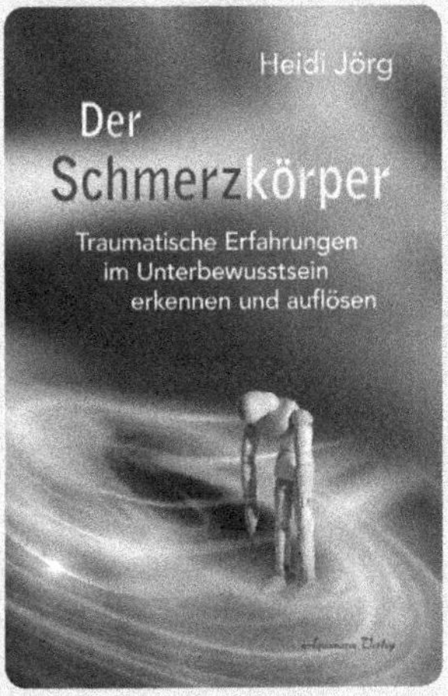

Heidi Jörg
Der Schmerzkörper

Die Existenz eines „Schmerzkörpers“, der letztlich einen Aspekt des Astralkörpers gezielt hervorhebt, ist nicht erst in den letzten dreißig Jahren bekannt geworden, doch aufgrund der Popularität von Eckhart Tolle ist der von ihm häufig gebrauchte Begriff einem breiten Publikum nahegebracht worden.

Heidi Jörg beschäftigt sich in ihrer therapeutischen Arbeit seit vielen Jahren damit, über lange Zeit aufbewahrte schmerzliche, teilweise sogar traumatische Erlebnisse wieder in das Wachbewusstsein ihrer Patienten zu holen – und so aufzulösen und zu überwinden.
Die erste umfassende Studie zu einem Thema, dem bisher zu wenig Beachtung geschenkt wurde, obwohl die Arbeit mit dem „Schmerzkörper“ von entscheidender Bedeutung ist, um eine nachhaltige innere Gesundheit herzustellen.

ISBN: 978-3-89427-884-7

Ryan Ellis
Sternenflüstern

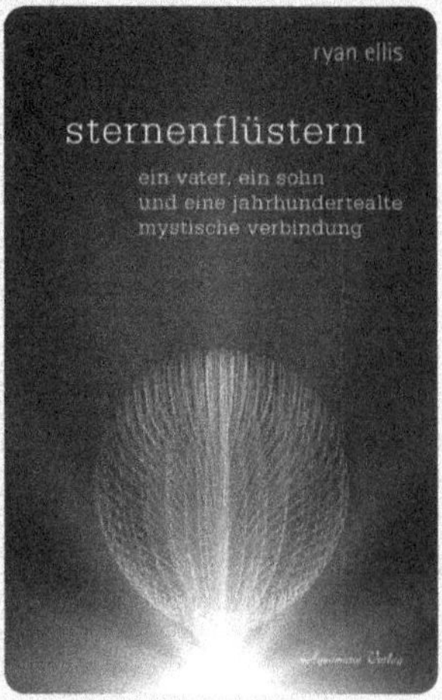

In einer der kältesten Gegenden Russlands leben ein Vater und sein Sohn. Wenn sie nachts vor die Tür ihrer Hütte gehen und miteinander sprechen, klingt es aufgrund der klirrenden Kälte fast wie ein fernes Rauschen. Die Menschen dieser Gegend nennen es „Sternenflüstern“! Der Vater muss auf tragische Weise sein Leben für seinen Sohn opfern – und so schaffen sie eine schicksalhafte Bindung, die über die Jahrhunderte fortbesteht. Der Vater lebt heute in der Schweiz und verfügt über so einzigartige mediale Fähigkeiten, wie sie einst Edgar Cayce besaß. Der Sohn ist inzwischen freigeworden vom „Rad der Wiedergeburt“ und aufgestiegen in eine lichte Sphäre.

Die einzigartige mystische Verbindung, die zwischen diesen beiden Wesen fortbesteht, öffnete ein Tor in himmlische Welten, durch das wunderbare geistige Botschaften strömen. Botschaften, die Inspiration und Trost bringen, die Mut schenken und die Hoffnung auf den Anbruch einer neuen Zeit vermitteln.

Ein wundervolles spirituelles Juwel! Ein Buch, das Licht in die Dunkelheit strahlt und alle Sorgen und Beschwernisse vertreibt. Eine Botschaft aus einer besseren Zukunft, die auf uns alle wartet!

ISBN: 978-3-89427-932-5

Gabrièle A. Franklin
Die 7 Strahlen und die Entwicklung des Lebens

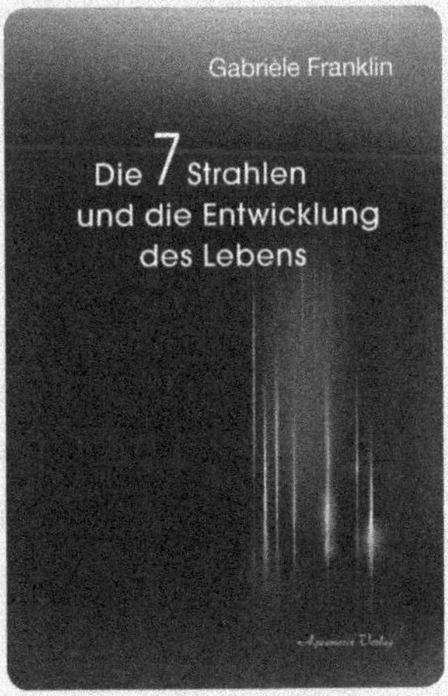

Das Wissen über die geheimnisvollen Wirkungen der „Sieben Kosmischen Strahlen" zählt zu den wahrhaft esoterischen Überlieferungen, welche der Welt durch die Theosophische Gesellschaft zugänglich wurden. Die wenigen Werke, in denen diese Lehre den Menschen offenbar gemacht wurde, stellen ausschließlich theosophische Literatur dar. Auch dieses Buch von Gabrièle A. Franklin steht ganz in der Tradition der Theosophie. Wobei sie nicht nur die gesamte Spezialliteratur studiert und ausgewertet hat, was schon an sich verdienstvoll ist, sondern außerdem in eigener Praxis dieses esoterische Wissen zum Nutzen ihrer Patienten anwendet. Dabei zeigt sich beispielsweise, welche Schwierigkeiten in einer Beziehung auftreten können, wenn die beteiligten Personen unterschiedliche Strahlenqualitäten in ihrem Leben verarbeiten. Ein faszinierendes Werk, voller theosophischer Weisheit und mit vielen praktischen Ratschlägen, wie spirituelles Wissen im täglichen Leben umgesetzt werden kann!

ISBN: 978-3-89427-874-8